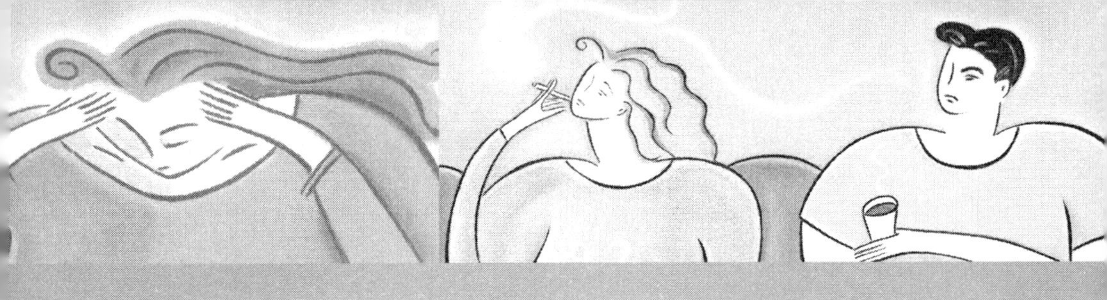

생활습관병

식이요법과 운동요법

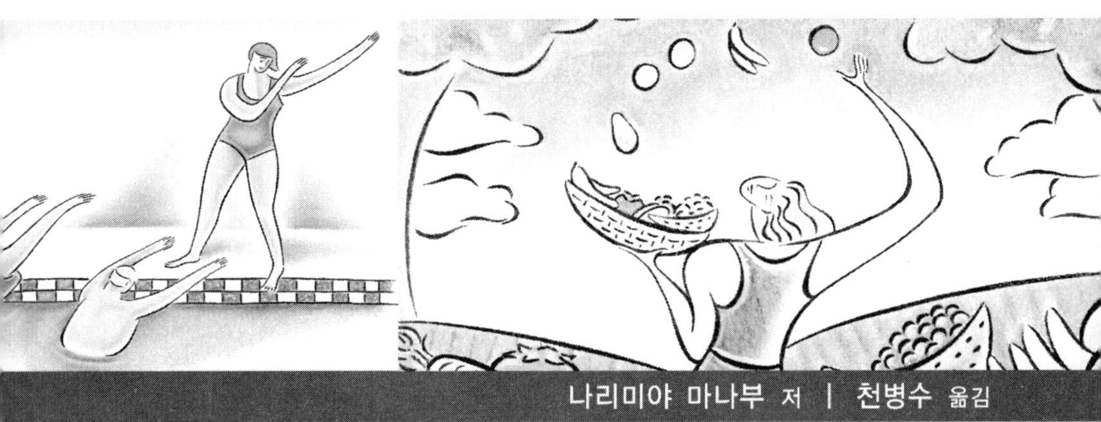

나리미야 마나부 저 | 천병수 옮김

'**생활습관병**'이란 잘못된 식습관과 행동 습관으로 발생하는 질병이다.
21세기 인류가 가장 많이 앓고 있는 당뇨병, 비만, 고지혈증 등이 생활습관병이며, 놀랍게도
이 증세들은 식이요법과 규칙적인 운동만으로도 치료가 가능하다. 때문에 우리는 병을 치료하기에 앞서
어떤 생활습관이 병을 일으키며, 이미 발생한 병은 어떤 식생활과 운동으로 치료해야 효과적인가 알 필요가 있다.

(주)북스힐

역자 서문

이 책을 번역한 데에는 우리나라뿐 아니라 전 세계적으로 심각성이 대두되고 있는 성인병과 생활습관병의 연관성을 짚어보고, 그것의 생활 속 치료법을 소개하기 위해서이다.

오늘날 '성인병'은 노소(老少)의 구분 없이 발병하고 있다. 따라서 성인병의 원인을 찾아내고 처방을 알아보는 것이 지금의 현실에서 꽤 중요한 작업이다.

성인병은 무엇이든 풍족하고 편안한 현대인의 식습관과 생활습관에서 온 것으로, 생활습관병 측면으로 접근할 수 있다. 생활습관병은 환자의 의지로만 치료할 수 있는 병이 아니다. 환자, 의사, 환자 주변 사람들이 함께 생활습관병의 치료법을 활용하는 것이 가장 확실하고 빠른 치료 방법이다.

이 책은 기존의 생활습관병 치료 방법에 과학적 사고를 응용하여 실생활에서 활용할 수 있는 방안을 구체적으로 언급하고 있다. 책의 저자는 일본 국립 니시사이타마 중앙병원 내과의장으로 수많은 생활습관병 환자를 치료하였으며, 이 책에 쓰인 데이터는 저자가 근무하는 병원의 연구에서 얻어지고 입증된 것들이다. 따라서 생활습관병 처방 전과도 같은 이 책은 생활습관병의 심각성을 일깨워주고, 장기적인 치료 방법을 제공할 것이다. 책을 통해 생활습관병, 즉 성인병에 대한 올바른 정보를 얻고, 바른 건강관리법을 습득하게 되길 기대한다.

2005년 3월 천병수

서 문

　잘못된 행동 습관을 방치하고, 이를 반복할 경우 쉽게 생길 수 있는 질병이 '생활습관병'이다. 현대인들이 많이 앓고 있는 당뇨병, 비만, 고지혈증 등이 생활습관병이며, 이 증세들은 식이요법과 규칙적인 운동 등으로도 치료가 가능하다.

　가장 보편적인 생활습관병의 치료방법은 병원에서 의사에게 처방을 받고, 그 처방대로 약물을 복용하는 방법이다. 약물을 복용하는 것은 개인의 선택에 따라 조절이 가능하므로 비교적 쉬운 치료 방법이다. 꾸준한 운동과 규칙적인 식사가 치료의 핵심과정이라 할 수 있으며, 이 방법은 약물 복용에 비해 실행하기가 쉽지 않다. 그러나 몸에 맞게 식사를 하고, 운동하는 것이 약물을 복용하는 것보다 좋으며, 이보다 좋은 처방법이 없다는 것은 잊지 말아야 한다.

　"의(醫)는 과학에 의해서 만들어지는 예술이다" 이 말은 저자의 은사인 아베 마사카즈 선생께서 자주 언급하신 말씀이다. 최근 의료 분야에서는 병의 근본적인 원인이 강조되고 있다. 질병의 근본적인 원인을 규명하는 것은 치료의 필요조건이기는 하지만 필요충분조건을 모두 만족시켜주지는 못한다. 병을 치료하는 데 있어 나는 "치료의 정삼각형 요법"을 강조한다. "치료의 정삼각형 요법"이란, 정신적·심리적으로 환자를 돌보는 일과 운동요법, 식이요법은 동일하게 시행되어야 한다는 의견이다. 병을 치료하는 데 있어 운동요법과 식이요법의 중요성도 무시할 수 없으나 정신적, 심리적인 치료도 병행해야 진정한 치료가 될 수 있기 때문이다. 특히 생활습관병은 잘못된 일상의 습관과 관계가 있어 단기적인 처방보다 장기적인 안목에서 치료법을 개발하는 것이 중요하다.

　우리 주변에는 운동하기를 꺼리고 스스로 식욕을 억제하지 못하는 생활습관병 환자가 많다. 약물 투여로 식욕을 억제시키고, 운동을 강요하여 지속적으로 효과를 보기란 아주 어려운 일이다.

　현 시점에서, 많은 사람들은 수준 높은 삶을 추구하고 있다. 한국에서도 웰빙 열풍이 더해가고 있는 지금, 생활습관병 치료는 더더욱 중요한 문제로 부각되고 있다. 이 책은 생활습관병 치료에 있어서 필요한 의학용어 이외에 우리가 할 수 있는 실천적 대처 요령(방법)에 대해 소개하고 있으며, 이를 통해 많은 이들이 도움을 얻기를 바란다.

일본 국립 니시사이타마 중앙병원 내과의장

니리미야 미니부

차례

제 1 부 생활습관병

제2부 생활습관병과 식이·운동요법

부록

Dr. 나리미야 마나부의 **실천 포인트 에센스**
먹는 것을 좋아하고 운동을 싫어하는 환자에게

1 운동의 실제

2 운동의 효과

3 식사지도

4 니시사이타마 중앙병원의 사례

POINT 목차

제1부

생활습관병

Ⅰ 생활습관병이란

    일본 후생노동성은 최근 생활습관병이라는 질병명을 발표했다. 이 병은 불규칙한 식습관, 운동 습관, 과다한 흡연 등의 영향으로 발병하는 성인병과 비슷한 병이라고 말할 수 있다.

    성인병은 사회 생활을 가장 왕성하게 하는 40~60대에 가장 많이 발병하는 병으로 사망의 주요한 원인이 되기도 한다. 보통 당뇨, 고지혈, 비만 등의 성인병이 주된 증상이며 고혈압, 통풍 등도 성인병의 증세에 포함된다.

    생활습관병은 이러한 성인병과 그 증세가 완전히 합치되지는 않으나 잘못된 생활습관의 반복으로 발병한다는 점에서 성인병의 대체 용어로 사용되기도 한다. 생활습관병은 유전적 요인과 환경적 요인이 깊게 관여하기 때문에 유전적 요인에 맞는 식이요법이 필요하며, 환경적 요인에 맞추는 약물치료가 필수적이다.

    이 책에서는 식이요법과 운동요법이 생활습관병 치료에 큰 비중을 차지한다는 전제하에 실생활에서의 적용법을 중점적으로 다룰 것이다.

Ⅱ 인슐린 저항성 증후군

A. 상체비만과 '죽음의 사중주'와의 관계

비만은 관동맥 질환을 발생시키기 쉬운 요인 중 하나이다. 그런데 비만은 내당능(耐糖能)이상, 당뇨병, 고지혈증, 고혈압 등의 증세를 가지고 있을 때 더욱 위험하다. 비만에는 배 주위에 지방이 쌓이기 쉬운 사과형의 상체 비만과 엉덩이로부터 시작하여 넓적다리(대퇴부)까지 지방이 쌓이는 하체비만(양리형 비만)으로 나눌 수 있다(그림 1). 상체 비만이 하체비만보다 인체에 악영향을 준다는 사실은 40년 전부터 알려져 있었다. 그럼에도 불구하고 관동맥 질환과 비만과의 관계를 분석

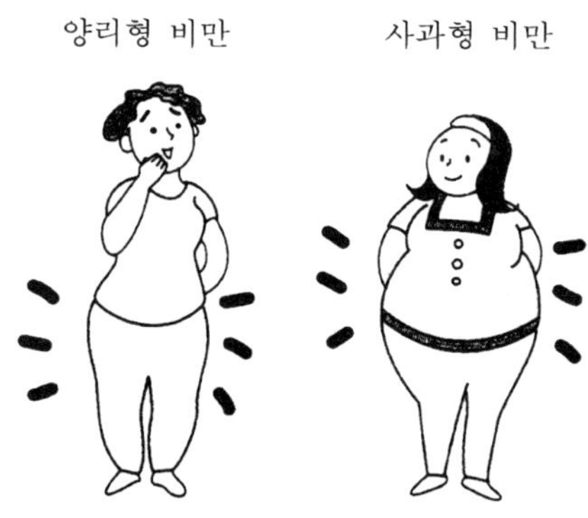

그림 1 비만의 종류
(나리미야 마나부 : Series 당뇨병의 치료와 관리 — 약제 선택의 포인트와 주의점 4. 당뇨병성 합병증의 예방 ① — 대혈관 장애와 위험인자. Therapeutic Research 20(2) : 11(301), 1999)

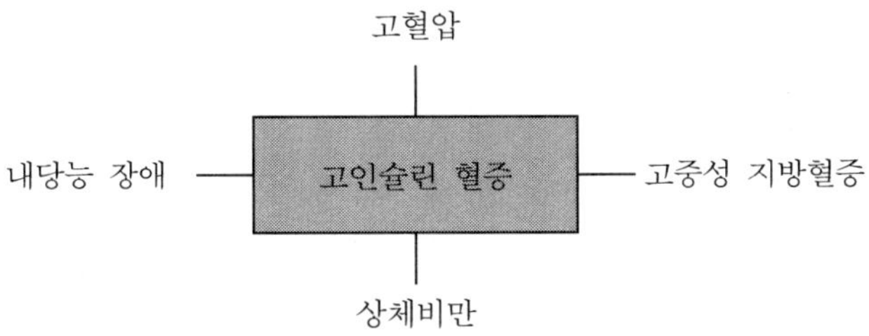

그림 2 「상체비만은 고인슐린 혈증을 사이에 두고 내당능 장애, 고혈압, 고
　　　중성 지방혈증을 일으킨다」는 사고방법
(나리미야 마나부 : Series 당뇨병의 치료와 관리 — 약제 선택의 포인트와 주의점 4.
당뇨병성 합병증의 예방 ① — 대혈관 장애와 위험인자. Therapeutic Research 20(2) :
11(301), 1999)

할 때는 총체중에 대해서만 분석하고, 상체비만의 중요성은 무시하는
경향이 있었다. 그러나 요즈음에는 상체 비만이 고인슐린* 혈증을 사
이에 두고 내당능 장애, 고중성 지방혈증, 고혈압이 관계한다는 사실
이 입증되었다. 1989년 미국의 내과의사 Kaplan은 내당능 장애, 고중
성 지방혈증, 고혈압, 상체비만의 4가지의 관동맥** 질환 발생에 관한
위험인자를 동반하는 증상을 '죽음의 사중주(Deadly Quartet)'라고 명
명하였다(그림 2).[1]

B. X 증후군은 관동맥(冠動脈) 질환의 위험 요소

미국의 학자 Reaven은 1998년 미국 당뇨병학회의 특별강연에서 관
동맥 질환의 요소와 관계 있는 X 증후군(Syndrome X)이라는 이론을
주장하였다. X 증후군이란, 표 1에 제시된 증상이 합병된 것을 말한다.

---

* 인슐린(insulin) : 이자에서 만들어져서 포도당을 글리코겐으로 바꾸는 호르몬
　단백질. 몸 안의 혈당량을 적게 하는 작용을 하므로 당뇨병을 고치는데 쓴다.
** 관동맥(冠動脈) : 심장벽을 위에서 아래로 둘러싸고 있는 좌우 두 줄기의 동
　맥. 심장 조직에 산소와 영양을 공급한다.

표 1 X 증후군에서 볼 수 있는 증상

- 인슐린 자극에 의한 포도당 섭취에 대한 저항성
- 내당능 장애
- 고인슐린 혈증
- 혈중 중성 지방의 증가
- 혈중 HDL 콜레스테롤의 감소
- 고혈압

(나리미야 마나부 : Series 당뇨병의 치료와 관리 — 약제 선택의 포인트와 주의점 4. 당뇨병성 합병증의 예방 ① — 대혈관 장애와 위험인자. Therapeutic Research 20(2) : 12(302), 1999)

이 연구 결과 보고에서 주목할 사항은, 인슐린 저항성이라는 위험 요소 하나로도 동맥경화를 일으킬 수 있다는 것이다. 인슐린 저항성의 증상은 유전적 요소의 영향도 크지만, 환경적 요소에 의해서도 변화한다. 예를 들면 체중이 증가하면 인슐린 저항성이 증가한다는 식으로 설명이 가능하다. 이 증상은 유전적으로 규정되어 있다고 생각되지만, 환경 인자에 의해서도 변할 수 있다. 예를 들면 체중 증가는 인슐린 저항성을 증가시키며, 반대로 적당한 운동은 인슐린 저항성을 감소시킨다. Reaven이 주장한 X 증후군 이론에는 비만이 포함되어 있지 않다. 그는 비만을 인슐린 저항성을 증가시키는 환경 요소의 하나라고 생각했다.[2]

C. 죽음의 사중주나 X 증후군을 일으키는 인슐린 저항성

오사카 대학의 마쯔사와 유우지(松澤佑次) 교수 팀은 일찍이 CT를 이용한 복부 지방 분석 사례에서, 비만을 피하지방이 많은 피하지방형과 장간막 등의 내장 지방이 많은 내장 지방형으로 분류하였다. 이들의 분류는 종래 유럽과 미국에서 제창되어온 상반신 비만과 하반신 비만을 더욱 과학적으로 분석한 것이다. 이 분류를 최근에는 대사증후군

표 2   대사증후군의 5가지 위험인자 (WHO, 1997)

- 체질량지수(BMI) 25 이상, 상체 비만, 내장 지방형 비만
- 내당능 장애 (공복 시 혈당치 110≦, < 126mg/d*l*, 또는 75g 경구(經口 : 약이나 세균 등이 입을 통해 몸 안으로 들어감) 포도당 부하시험 2시간 수치 140≦, < 200mg/d*l*)
- 고혈압 140/90mmHg 이상
- 혈액지질 이상 (중성 지방 150mg/d*l*≦, HDL 콜레스테롤 < 40mg/d*l*)
- 미량 알부민뇨 양성

지질 : 생물체 안에 존재하며 물에 녹지 않고 유기 용매에 녹는 유기 화합물을 통틀어 이르는 말.

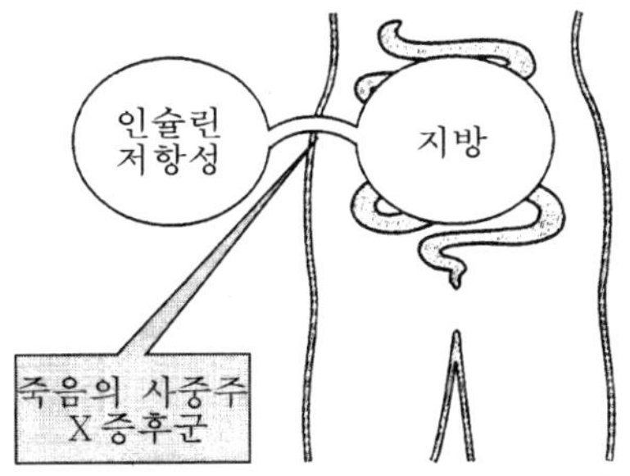

그림 3   내장 지방의 축적에 의해 야기되는 인슐린 저항성
(나리미야 마나부 : Series 당뇨병의 치료와 관리 — 약제 선택의 포인트와 주의점 4. 당뇨병성 합병증의 예방 ① — 대혈관 장애와 위험인자. Therapeutic Research 20(2) : 12(302), 1999)

(代謝症候群, Metabolic Syndrome)이라고 일괄적으로 부르고 있다. 대사증후군이란 표 2에서 볼 수 있는 동맥경화를 일으키는 5가지 위험인자를 수반하는 증세이다.

복강* 내에 가라앉은 지방은 인슐린 저항성과 밀접한 관계를 가지며 죽음의 사중주나 X 증후군으로 발전할 가능성이 있다(그림 3).

---

* 복강 (腹腔) : 척추 동물 체강의 한 부분. 횡경막을 사이로 위에는 흉강이 있고, 아래는 골반강으로 통하며 그 안에 내장, 생식기 따위가 있다.

　장관* 주위의 지방세포는 카테콜아민 등의 호르몬 자극에 의해 쉽게 지방을 분해하고 지방산을 방출한다. 방출된 지방산은 간에 흡수되어 당 생성과 중성 지방의 합성에 이용된다. 더욱이 지방산은 인슐린 저항성을 증가시키는 동시에 간에서의 인슐린 분해를 막고, 췌장B세포의 인슐린 분비를 촉진하여 고인슐린 혈증**을 가져온다. 당뇨병에 근본적인 원인이 있을 경우 췌장B세포와 관련하여 인슐린 분비가 쇠약해지고 당뇨병 증세를 동반한다. 그리고 고인슐린 혈증과 인슐린 저항성은 고혈압을 일으킨다.

참고문헌

1) Kaplan NM : The deadly quartet. Arch Intern Med 149 : 1514-1520, 1989
2) Reaven GM : Role of insulin resistance in human disease. Diabetes 37 : 1595-1607, 1988)

---

* 장관 (腸管) : 섭취한 음식물을 소화하고 흡수하는 기관을 통틀어 이르는 말. = 소화관 = 창자.
** 혈증 (血症) : 혈액과 혈액의 기능에 관계되는 병.

A. 당뇨병이란

1. 당뇨병과 혈당치[*]와의 관계

(1) 당의 흐름

체내에서 포도당이 흐르는 경로를 표시하면 그림 4와 같다. 식물에 함유되어 있는 당질은 단당까지 소화하고 분해시킨다. 십이지장에서 포도당, 과당, 소르비톨, 유당 등으로 **흡수된 후 문맥**[**]을 거쳐서 간장에 보내지면 혈액 속으로 옮겨진다. 이때 포도당 이외의 당은 간장에서 포도당으로 변환되어서 혈액 중으로 보내어진다. 혈액 속의 포도당은 다시 간장으로 되돌아오는 것 외에 뇌, 근육, 지방조직으로 흡수되어 에너지원이 된다. 과잉 축적된 포도당은 간장, 근육조직에서 글리코겐으로 축적되기도 하며 중성 지방으로서 지방조직에 저장되기도 한다.

(2) 혈당치를 결정하는 원리와 조절 시스템

혈당치는 그림 5와 같이 혈액에 들어가는 포도당과 거기에서 나오는 포도당의 밸런스에 의해 결정된다. 따라서 식사를 하고 나서 당질을 흡수하면, 혈액 속에 들어가는 포도당이 증가하여 혈당치 상승이 예상되는데, 여기에 혈당치의 상승을 억제하는 시스템이 존재한다.

---

* 혈당치(혈당값) : 혈액 1dl(데시리터, 0.1 ℓ) 속에 있는 포도당의 농도. 저혈당증 따위의 증세에서 혈당의 양을 재는 데 쓰인다.
** 문맥[=문정맥(門靜脈)] : 간으로 들어가는 장 속의 정맥.

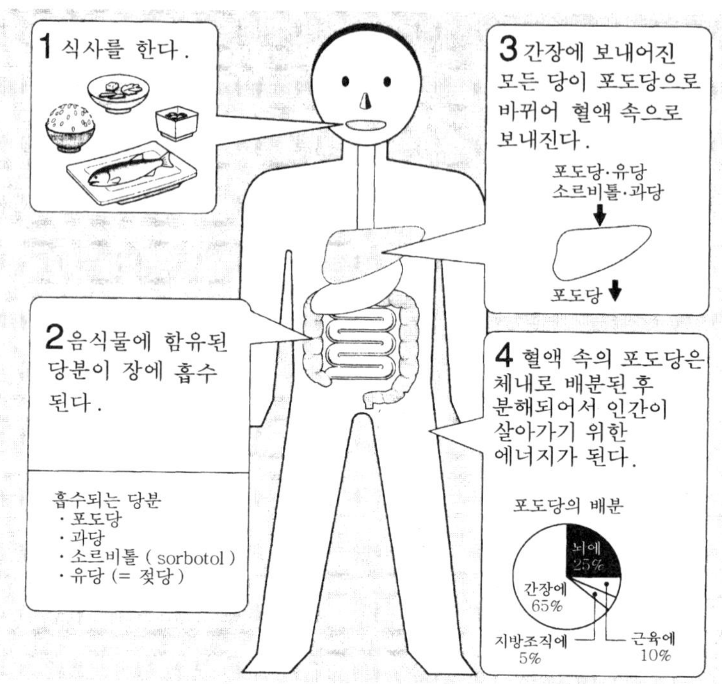

그림 4 포도당이 흐르는 경로

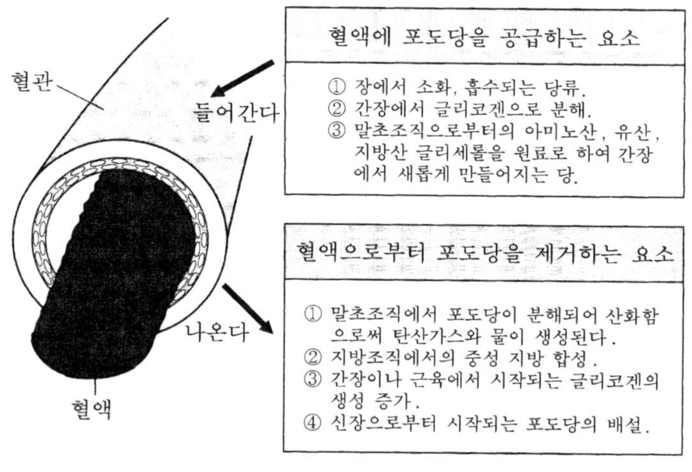

그림 5 혈당치를 결정하는 요소

  반대로 공복 시에 당의 공급이 부족하다든지, 운동에 의해서 당의 소비가 늘어나게 될 경우에도 혈당치가 저하될 우려가 있다. 그리고 이들 시스템은 여러 종류의 호르몬과, 자율신경계에 의해 구성된다. 그러기 때문에 정상인의 혈당치는 60~160mg/d*l*의 낮은 수치로 유지될 수 있는 것이다.

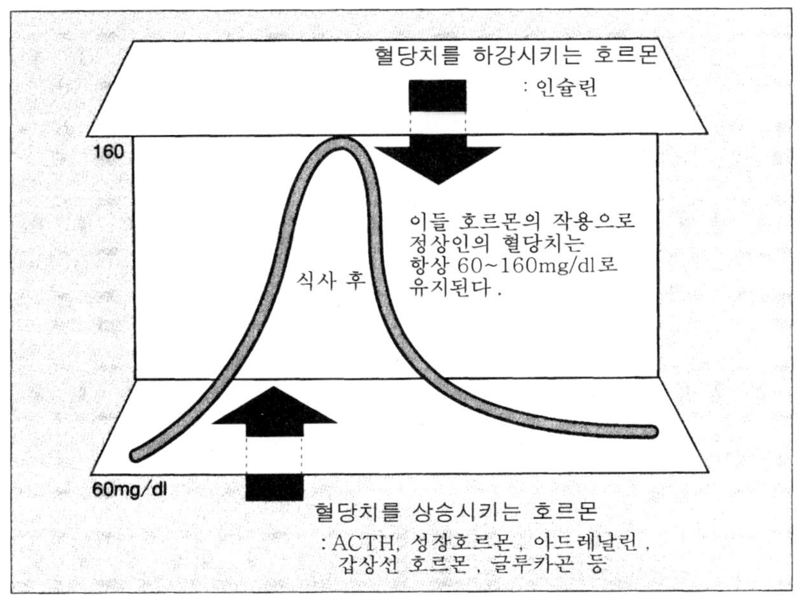

그림 6 혈당치를 내리는 호르몬

ACTH(adrenocorticotropic hormone) : 뇌하수체에서 뽑은 호르몬(관절염, 류머티즘 열 치료용).
성장호르몬(成長 hormone) : 포유류의 성장을 촉진하는 단백질 호르몬.
아드레날린(adrenaline) : 척추동물의 부신 수질에서 분비되는 호르몬. 교감신경을 흥분시키고 혈당량의 증가, 심장기능 강화에 의한 혈압 상승 등에 작용.
글루카곤(glucagon) : 췌장의 랑게르스 한스섬에서 분비되는 호르몬. 같은 췌장 호르몬인 인슐린과는 반대로 간장의 글리코겐을 글루코오스로 분해하여 혈당량을 증가시킴.

그림 6과 같이 혈당치를 올리는 호르몬은 여러 가지가 있지만, 혈당치를 내리는 호르몬은 인슐린뿐이다. 이 결과로 볼 때 우리의 인체는 고혈당에 대한 적응력은 강하지만, 저혈당에 대한 적응력은 낮다는 것을 알 수 있다. 혈당 조절계가 정상적으로 작동하고 있으면 혈당치는 일정 범위 내로 유지되어 아무런 문제를 일으키지 않지만, 정상적으로 작동하지 않을 경우에는 당뇨치에 이상이 생긴다. 그 중에서도 이상이 생기기 쉬운 것이 인슐린의 부족에 의한 고혈당, 즉 당뇨병이다.

2. 인슐린 작용의 부족과 당뇨병적 대사

인슐린 분비 장애 또는 인슐린 저항성에 의하여 인슐린 작용부족이 되면 당대사뿐만 아니라 지질대사, 단백질 대사에도 이상이 생긴다. 이것을 당뇨병 대사라고 말한다(그림 7). 우선 인슐린 작용부족이 일어나면 간장이나 근육, 지방조직에서의 포도당 이용이 줄어든다. 그 결과로 생기는 에너지 부족을 방지하기 위해서 체내에서 두 가지 현상이 일어난다. 지방조직에서 중성 지방의 분해에 의한 혈중 유리지방산의 상승과 근육조직에서의 단백질 분해에 의한 아미노산의 혈중으로의 방출이 그것이다. 혈중 유리지방산과 아미노산은 간에 흡수되어 당 생성이 증가한다. 간으로부터의 포도당 방출이 증가하고, 고혈당이 더욱더 악화된다. 또 유리지방산을 원료로 하여 간에서 케톤체*가 생기면, 고혈증을 가져온다. 더욱이 당이 생길 때에 불필요한 아미노산 개체로부터 요소가 형성된다.

---

* 케톤체(ketone體) : 생체 내에서 물질 대사가 정상적으로 이루어지지 않을 때 생성, 축적되는 아세톤 등의 총칭.

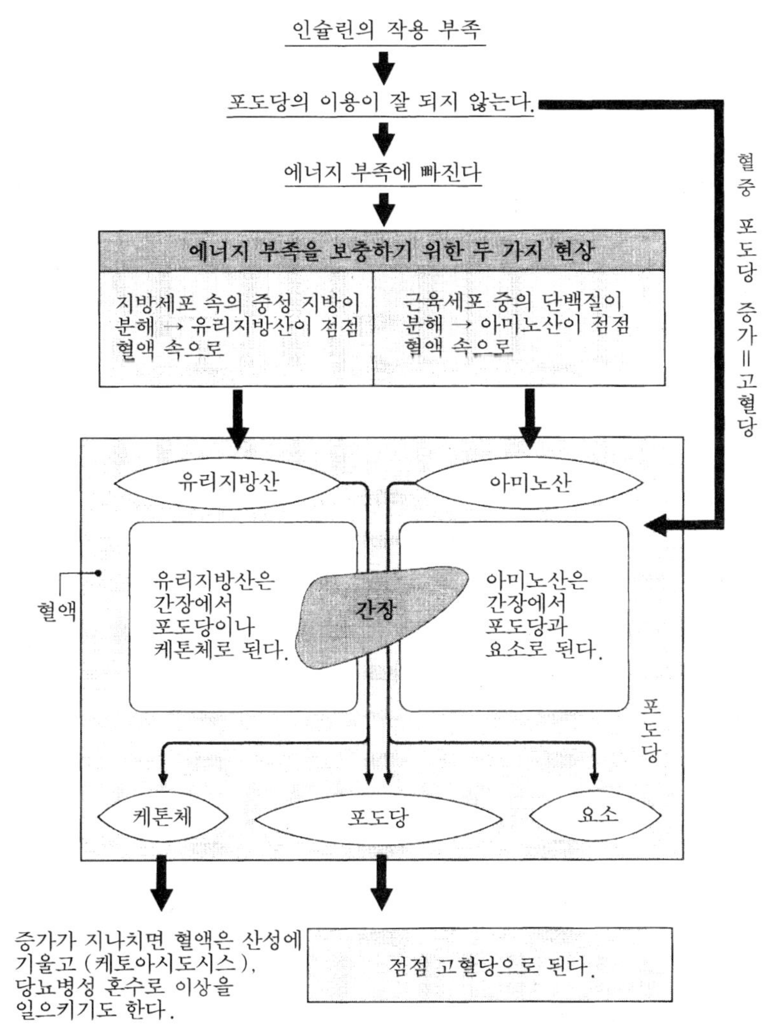
인슐린의 작용 부족
포도당의 이용이 잘 되지 않는다.
에너지 부족에 빠진다
에너지 부족을 보충하기 위한 두 가지 현상
지방세포 속의 중성 지방이 분해 → 유리지방산이 점점 혈액 속으로
근육세포 중의 단백질이 분해 → 아미노산이 점점 혈액 속으로
혈 중 포 도 당 증 가 = 고혈당
유리지방산
아미노산
혈액
유리지방산은 간장에서 포도당이나 케톤체로 된다.
간장
아미노산은 간장에서 포도당과 요소로 된다.
포 도 당
케톤체
포도당
요소
증가가 지나치면 혈액은 산성에 기울고 (케토아시도시스), 당뇨병성 혼수로 이상을 일으키기도 한다.
점점 고혈당으로 된다.

그림 7   당뇨병적 대사

3. 포도당 독성과 리포톡시시티

(1) 포도당 독성

고혈당 스스로가 인슐린 분비나 인슐린 작용을 조절하는 것을 포도 당 독성(glucose toxicity)이라고 말한다. 혈당치가 상승하면 포도당 독성에 의하여 인슐린 분비는 저하하며, 인슐린 저항성은 증강하고, 고혈당이 더욱 악화되는 악순환이 생긴다(그림 8). 그러나 이 악순환은 치료에 의해서 포도당 독성을 제거하면 없어진다.

포도당 자극에 대한 인슐린 분비의 저하는 혈당치가 155mg/dl를 넘으면 생긴다. 그러나 이 상태에서는 아직 포도당 이외의 아미노산, 경구 혈당 강하약, 카테콜아민이나 글루카곤 등의 호르몬 자극에 대한 인슐린 분비는 유지된다. 더욱이 혈당치가 200mg/dl를 넘게 되면 포도당 이외의 자극에 대해서도 췌장B세포는 반응하지 않게 된다.[1] 따라서 당뇨병 치료에 있어서는 췌장B세포가 쇠하지 않은 초기에 포도당 독성에 의한 악순환을 단절하는 것이 중요하다.

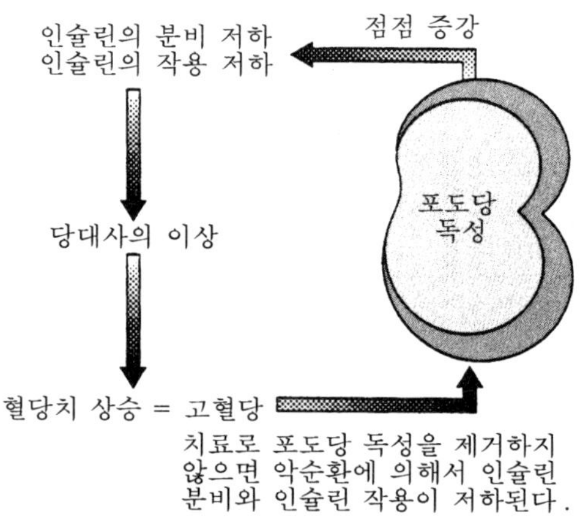

그림 8 포도당 독성
(나리미야 마나부 : Series 당뇨병의 치료와 관리 ― 약제 선택의 포인트와 주의점 2. 경증 당뇨병의 치료 ― 기초요법과 약물요법 개시의 포인트. Therapeutic Research 19(10) : 31(2969), 1998)

당뇨병에 걸린 쥐의 췌장 90 %를 빼고 실험한 결과를 살펴보았다. 공복 시 혈당의 상승은 적었고, 식후 고혈당이 현저하게 인슐린 분비의 저하를 나타내지만, 이 쥐에게 신뇨세관으로부터 포도당 재흡수를 저해하는 플로리진(phlorhizin)을 투여하면 혈장인슐린 농도를 바꾸지 않고 고혈압을 개선시킬 수 있다. 이와 같은 상태에서 정상혈당 인슐린 클럼프(clump)를 투여하면 골격근의 포도당 섭취가 정상적인 쥐와 같은 수치까지 올라간다.[2] 플로리진을 처리한 쥐로 췌관류(膵灌流) 실험을 하면 인슐린 분비가 개선되는 경향을 보인다.[3] 이 결과를 보면 고혈당 자체가 인슐린 분비를 저하시켜 인슐린 저항성을 일으킨다는 것으로 이해할 수 있다. 이 현상을 포도당 독성이라고 부른다.

(2) 리포톡시시티

고혈당 자체가 인슐린 분비 장애나 인슐린 저항성을 일으키는 것이 포도당 독성 때문이라는 것은 잘 알려진 사실이다. 옛날부터 Randle의 포도당 지방산 사이클의 영향으로 근육의 당과 지방의 이용이 서로 방해하는 것을 알고 있었다. 그러나 최근 포도당 독성의 제창자이기도 한 Unger에 의해서 새로이 리포톡시시티라는 개념이 도입되어 지방의 인슐린 분비나 작용에 대해 관심을 가지게 되었다.[4]

이제까지의 역학적 연구에 따르면, 고지방 저당질식이 2형 당뇨병을 증가시킨다는 사실은 명백하다. 또 최근의 임상적 연구에 의하면, 식물성 지방의 증가가 당뇨병의 빈도를 감소시킨다는 것, 다가 불포화 지방산 섭취의 감소나 포화 지방산의 과잉 섭취가 당뇨병 환자에게서 나타남을 알 수 있다.

a. 지질과 인슐린 저항성

쥐로 생체 실험을 한 결과, 고지방식이 인슐린 저항성을 일으킨다는 사실을 알 수 있었다. 그러나 지방의 종류에 따라 생기는 결과는 달라진다. 포화 지방산(식용수지), 1가 불포화지방산(올레인산, 올리브

유), n-6계 불포화 지방산[리놀산, 홍화유(safflower oil)]은 간장과 근육
에 인슐린 저항성을 가져온다는 것, 더욱이 이것이 어유(魚油 : 물고
기에서 짜낸 기름) 유래의 n-3계 불포화 지방산이나 아마인유 유래의
단쇄(短鎖)지방산으로 그것들의 일부를 바꿈으로써 예방할 수 있다는
것이 Storlien 등의 쥐를 통한 실험 이후 확실해졌다.

　근육세포막의 n-3계 불포화 지방산의 비율과 인슐린 자극에 의한
근육의 포도당의 흡수 사이에 상관관계가 인정되고 있다. 세포막의 지
방산 조성의 변화가 세포 기능에 영향을 미친다는 사실은 이미 보고
에 의해 알려져 있다. 세포막의 다가 불포화 지방산의 증가는 세포막
의 유동성, 인슐린 리셉터 수 및 인슐린 작용을 증가시키며, 역으로 포
화 지방산의 증가는 이것을 감소시킨다고 보고되었다. 그리고 이 세포
막의 지방산 조성은 유전적으로 억제될 뿐만 아니라, 식사 중의 지방
산 조절에 의해서도 좌우되고, 또 근육의 중성 지방량의 증가는 인슐
린의 작용을 방해한다고 알려져 있다.

b. 지질과 인슐린 분비

　지방 자극을 하면 단시간에 인슐린 분비량은 증가하지만, 자극 시
간의 증가에 따른 인슐린 분비의 증가 효과는 줄어든다. 자극 시간이
반복되는 기간이 지속되면 인슐린 분비가 억제된다는 사실도 보고되
고 있다.

　Unger는 리포톡시시티(Lipotoxicity, 지방 독성)라는 개념을 만들었
다. Unger와 그 동료들의 쥐 실험 결과에 의하면, 췌장 랑게르한스섬
B세포의 중성 지방 축적의 증가에 따라 인슐린 분비량은 줄어들고 혈
당치는 상승한다. 혈당치의 상승과 혈중 유리지방산치의 상승 사이에
는 상관관계가 있음이 명백하게 증명되었다.

　그러나 다른 한편에서는 최근 혈중 유리지방산이 공복 시의 주요한
인슐린 분비 자극 요소가 되며, 공복 시의 고인슐린 혈증의 원인일 가
능성이 실험 결과에서 드러났다[4]. 특히 유리지방산 중에서 인슐린 분
비 자극 작용은 동물성 지방이 가장 많았고, 다음으로 올리브유, 식물

성유 등으로 드러났다(스테아린산, 팔미틴산, 올레인산, 리놀산의 순). 그 결과 비만의 조장과 인슐린 리셉터의 하향 조절에 의해서 인슐린 저항성이 높아진다. 공복 시 혈당치가 상승하기 때문에 저녁 식사를 할 때에는 동물성 지방의 섭취를 제한하고 운동을 적당히 하는 것이 혈당치 조절에 도움이 된다.

B. 당뇨병의 분류

1. 당뇨병의 새로운 분류

1999년 5월, 17년 만에 당뇨병의 분류법이 개정되었다. 새로운 분류에서는 병의 형태에 따른 병형 분류와 스테이지 분류의 2가지 분류법을 사용하고 있다. 새로운 병형 분류(표 3)에서 당뇨병은 ① 1형 당뇨병 ② 2형 당뇨병 ③ 그 외의 당뇨병 ④ 임신당뇨병 등의 4종류로 분류되어 있다. IDDM(인슐린 의존성 당뇨병), NIDDM(인슐린 비의존성 당뇨병)은 인슐린 분비 예비능력의 정도, 인슐린 결핍의 정도에 의거한 명칭을 삭제하고, 성인에 의거한 1형, 2형이라는 명칭이 도입되었다. 1형, 2형이라고 아라비아 숫자를 사용한 이유는 Ⅱ형이라는 명칭이 11형과 혼동될 우려가 있기 때문이다. 또 인슐린 분비나 인슐린 작용의 유전적 장애에 의한 것은 그 외의 특이한 병 형태에 포함되어 있다. 최근 개최된 국제회의에서 영양 장애 관련 당뇨병(MRDM)에 대한 검토가 이루어졌는데, 단백질의 결핍이 당뇨병을 일으킨다고 하는 정보는 얻을 수 없었다. 그렇기 때문에 영양 장애 관련 당뇨병이라는 명칭은 삭제하기로 하였다. 그리고 임신 당뇨병(GDM)이라는 명칭은 남겨졌다.

1형 당뇨병은 주로 어린이나 젊은 사람에게서 발견된다. 발병 속도가 급속하고 케토시스* 경향이 강하며, 인슐린 치료가 필요한 임상적

---

* 케토시스 : 케톤체가 혈액 중에 증가하여 뇨 중에 생성·축적된 상태.

표 3　당뇨병과 그에 관련하는 내당능 저하*의 성인 분류

Ⅰ. 1형(B세포의 파괴, 보통 절대적인 인슐린 결핍에 이른다.)
　　A. 자기 면역성
　　B. 특발성(원인 불명의 병이 남에게서 전염되지 않고 저절로 생기는 성질)

Ⅱ. 2형의 종류 ① 인슐린 분비(량)의 저하를 주로 하는 것.
　　　　　　　 ② 인슐린 저항성을 주로 하는 것.
　　　　　　　 ③ 인슐린의 상대적 부족을 수반하는 것.

Ⅲ. 그 외의 특정한 메커니즘, 질환에 의한 것
　　A. 유전인자로서 유전자 이상이 동정된 것
　　　　(1) 췌장B세포 기능에 관련된 유전자 이상
　　　　(2) 인슐린 작용의 전달기구에 관련된 유전자 이상
　　B. 다른 질환, 조건에 수반하는 것
　　　　(1) 췌장외분비 질환
　　　　(2) 내분비 질환
　　　　(3) 간 질환
　　　　(4) 약체나 화학물질에 의한 것
　　　　(5) 감염증(＝전염병)
　　　　(6) 면역기서에 의한 병태
　　　　(7) 그 외의 유전적 증후군과 당뇨병 증세와 비슷한 것

Ⅳ. 임신 당뇨병

---

* 당뇨병 특유의 합병증을 가져오는가 아닌가가 확인되어 있지 않은 사례도 임신 당
　뇨병에 일부 포함된다.(당뇨병 진단 기준 검토 위원회 : 당뇨병의 분류와 진단 기준
　에 관한 위원회보고. 당뇨병 42(5) 389, 1999)

인 특징이 있다. 1형 당뇨병에서는 특정한 HLA(human leukocyte antigen)
와의 상관성을 인정하고, 혈중에 GAD(glutamic acid decarboxylase) 항
체, 췌장 랑게르한스섬 세포항체(ICA), 인슐린 자기항체(IAA) 등의 자
기항체가 높은 비율로 검출되어 자기면역적 기서(機序)가 관여하고 있
다고 보고되고 있다. 1형 당뇨병은 발병에 앞서 각종 바이러스가 나타
나는 것으로 알려져 있다. 또한 바이러스 감염에 의한 1형 당뇨병의
가능성도 지적된다. 이와 같은 종류의 당뇨병은 이전에는 '약년형(若
年型－젊은 나이) 당뇨병', '소아 당뇨병', '1형 당뇨병', '인슐린 의존

병의 진행 단계 〳 병의 원인	정상혈당	고혈당			
	정상영역	경계영역	당뇨병 영역		
			인슐린 비의존상태		인슐린 의존상태
			인슐린 불필요	고혈당 시정에 필요	생존에 필요
1형					
2형					
그 외 특이형					
임신당뇨병					

그림 9　당뇨병의 원인과 병의 진행 단계
오른쪽으로 향한 화살표는 당대사 이상의 악화(당뇨병의 증세를 포함한다)를 나타낸다. 오른쪽 화살표의 선 중 파선 부분은 「당뇨병」이라고 부르는 상태를 나타낸다. 왼쪽으로 향한 화살표는 당대사 이상의 개선을 나타내며, 화살표의 선 중 파선 부분은 빈도가 적은 현상을 나타낸다. 예를 들어 2형 당뇨병이라도 감염 시에 케토아시도시스에 이르면 그것을 구명하기 위해서 일시적으로 인슐린 치료가 필요한 경우도 있다. 일단 당뇨병이 발병한 경우에는 당대사의 상태가 원활해져도 당뇨병으로 간주해서 취급한다는 전제하에 왼쪽으로 향한 화살표는 검은 선으로 칠했다. 그 경우 당대사가 완전히 정상화되는 경우는 많지 않으므로 파선으로 나타내었다. 당뇨병 영역 중, 인슐린 비의존 상태는 종래의 NIDDM, 인슐린 의존 상태는 종래의 IDDM에 해당한다.(당뇨병 진단 기준 검토 위원회 : 당뇨병의 분류와 진단 기준에 관한 위원회보고. 당뇨병 42(5) : 388, 1999)

형 당뇨병(IDDM)', '인슐린 의존성 당뇨병' 등으로 불렸다. 미국과 유럽에 비해서 일본은 1형 당뇨병 환자 수가 적고, 전체 당뇨병 환자의 5 % 이내에 머무르고 있다. 2형 당뇨병의 임상상(像)을 나타내는 방법 중에 1형 당뇨병이 임상상으로 옮겨가는 타입(slowly progressive IDDM)이 5 % 정도 포함되어 있다. 이 타입은 ICA나 GAD 항체가 지속적으로 양성이고, 비(非)비만자가 많고, 술포닐 요소약의 2차 무효를 가져온다는 등의 특징이 있다.

그외 대부분을 차지하는 것이 2형 당뇨병인데, 유전적 요소에 비만, 과식, 운동부족, 스트레스 등이 더해지면 합병증세로 발전한다. 그 중에서도 비만은 핵심 요인이다. 2형 당뇨병 환자의 70 ~80％가 비만 증상이 있다. 초기에는 무자각, 무증상으로, 건강진단, 생명보험 가입 시에 요당 양성, 혈당 상승으로 처음 발견하는 경우도 많다. 미토콘드리아 유전자, 글루코키나제 유전자 등의 특정 유전자의 이상에 의해 발전하는 것이 그 외 당뇨병 증상이다. 임신 중에 진행되는 당뇨병은 엄격한 치료가 필요하기 때문에 임신 당뇨병으로 항목이 독립되어 있다.

스테이지 분류(그림 9)는 인슐린 작용 부족의 정도와 당대사 이상의 정도에 의해서, 병형 분류의 ① 1형 당뇨병, ② 2형 당뇨병, ③ 그 외 타입의 당뇨병, ④ 임신 당뇨병의 각각을 정상 영역, 경계 영역, 당뇨병 영역(인슐린 비의존 상태, 인슐린 의존상태)으로 구분한다.

C. 당뇨병이 생기는 원인

1. 2형 당뇨병 증상의 구조

2형 당뇨병은 그림 10과 같이 유전적인 요인에 의해서 식후에 인슐린 분비 이상이 나타난다거나, 근육조직이나 지방조직의 인슐린 저항성이 나타나는 등의 증상이 있다. 비만, 과식, 운동부족, 스트레스 등의 증세가 있을 경우 급속히 진행된다. 따라서 유전적인 원인이 없는 경우 당뇨병은 발병하지 않는다. 또 유전적인 소인이 있어도 발증인자가 더하여지지 않으면 발병하지 않는다. 유전적 요소와 관련하여 양친 모두 당뇨병일 경우 유전될 확률은 50％이고, 부모 중 한 사람이 당뇨병일 경우에는 25％의 확률로 어린이들에게 당뇨병이 발병한다고 설명할 수 있다.

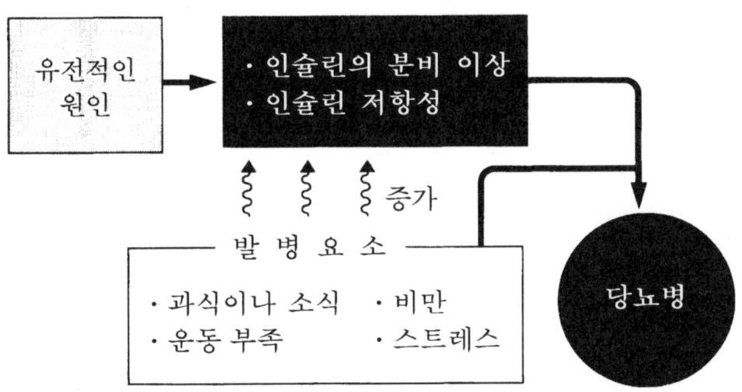

그림 10 2형 당뇨병

2. 2형 당뇨병과 비만

당뇨병 환자에게 내당능이 같은 수치일 경우, 정상인과 비교해서 비만자의 인슐린 반응은 그 정도가 높은 것으로 나타난다. 비만에는 인슐린 저항성이 깊게 작용한다. 첫 번째 예로, 비만은 개개의 지방세포가 비대화하여 그것이 말초조직에 인슐린 저항성을 높인다는 점을 들 수 있다. 지방세포의 크기와 혈중 인슐린 농도 사이에는 평행관계가 있다는 사실에 따라서 혈중 인슐린 농도는 상승한다. 둘째, 인슐린 감각기관인 리셉터(receptor) 수의 감소와, 셋째 인슐린 감각기관 이후의 세포 내 대사계의 장애, 넷째 체액 내에 존재하고 있는 인슐린 앤타고니스트를 들 수 있다. 그 대표적인 예로 유리지방산이 있다. 비만자에게는 혈중 당질 중에서도 특히 유리지방산이 높은 수치를 나타내는 경우가 많다.

체중 증가만이 비만자의 인슐린 저항성의 원인이 된다고는 볼 수 없다. 비만 환자가 칼로리를 과잉 섭취할 경우만으로도 인슐린 저항성이 증가된다. 따라서 식이요법으로 섭취 칼로리를 감소시키는 것만으로도 고인슐린 혈증은 개선된다. 비만형 2형 당뇨병 환자에게 이 식이요법을 실행하면 체중 감소는 물론 혈당치가 내려가는 사례를 종종 볼 수 있다. 또 인슐린 클럼프법을 사용한 연구에 따르면, 비만환자에게는 혈중 인슐린 상승에 의한 인슐린 분비에 부정적 피드백이 일어나기 어렵다는 사실이 보고되고 있다. 그 결과, 고인슐린 혈액병이 생긴다. 이로 인해 인슐린 감각기관에 의해 인슐린 감각기관의 수가 적어져서 인슐린 저항성의 증가도 예상된다.

지금까지 살펴본 2형 당뇨병의 증세와 비만과의 관계는 말초조직에 있어서 인슐린 저항성을 사이에 두고 행해지는 췌장 랑게르한스섬 B세포의 인슐린 과잉분비에 대한 피폐현상을 통해 볼 수 있다. 같은 증상의 비만환자라도 단순 비만과 2형 당뇨병의 증상의 구조는 다르게 나타났다. 2형 당뇨병은 췌장 랑게르한스섬 B세포에 있어서 인슐린 분비가 선천적인 취약성을 보인다. 이와 같이, 인슐린 분비가 완전하지 않은 상태야말로 2형 당뇨병에 있어서 유전적 요인과 관계가 있다고 말하는 것이 일반적인 이론이다. 즉, 2형 당뇨병은 발병 이전부터 비만, 비비만이더라도 포도당에 대한 췌장 랑게르한스섬 B세포의 인슐린 분비가 정상인과 비교해서 초기에 상승하는 반응이 적다. 그 후 반응 양상도 늦어지는 등 정상인과 확연히 다름을 볼 수 있다.

3. 유전자 이상에 의한 특수 타입의 당뇨병

특수 타입으로서 구별되어야 할 당뇨병은 그 대부분이 가벼운 증상을 나타내기 때문에 임상적으로 2형 당뇨병으로 진단되는 것이 일반적이다. 인슐린 유전자의 변이(變異), 인슐린 수용체 유전자의 변이, 미토콘드리아 유전자의 변이, 간·췌장 B세포의 당수송담체(GLUT 2) 유전자의 변이, MODY 1(HNF4α) 유전자의 변이, MODY 2(HNF1α) 유전자의 변이 등이 알려져 있다.

(1) 1형 당뇨병 증세의 구조

1형 당뇨병은 그림 11에 나타낸 것과 같이 특정한 HLA에 자기 면역과 바이러스 감염과 관계를 맺는다. 랑게르한스섬 B세포의 파괴로 인슐린 분비의 저하가 생겨 발병하게 된다.

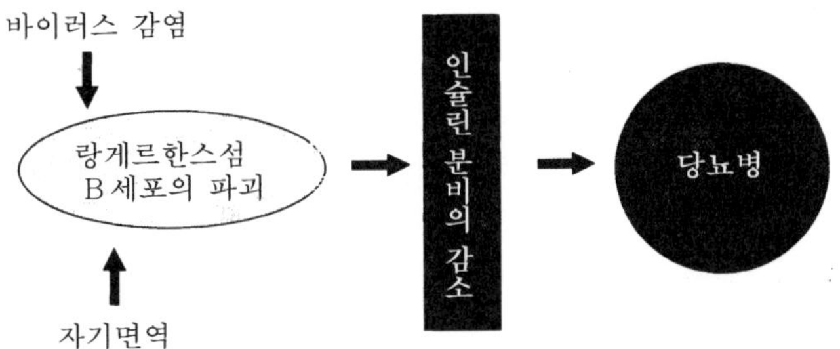

그림 11   1형 당뇨병

a. HLA와의 상관관계

HLA이란, 사람의 백혈구 표면에 존재하고 있는 조직에 적합한 단백질 물질이다. 즉, 사람의 백혈구 항체(Human Leukocyte Antigen)의 약칭이다. HLA는 원래 장기이식을 성공시키기 위한 조직 적합성에 관한 연구를 통해 주목을 끌었지만, 현재에는 그것에만 머물지 않고 사람의 생명 유지에 관계하는 면역응답 유전자 영역을 찾는 것으로 질환의 진단, 치료, 예방대책, 또는 우성 유전자학에의 응용 등 임상의학의 모든 부분에 널리 도입되고 있다. 그 중에서 흥미 있는 사실은 HLA과 질환의 관련성이다. 이것은 특정한 질환에서 특정한 HLA가 높은 빈도로 발견된다는 것이다. 면역대응 유전자(질환 유전자 또는 질환 유인유전자)는 특정한 질환에 관여하여 염색체로 존재하는 HLA 유전자와 연결되어 있다. 이는 HLA과 특정 질환의 각별한 관계를 나타내 주는 것이다.

HLA 유전자는 클래스 I 항원과 클래스 II 항원으로 분류된다. 특히 클래스 II 항원의 DR, DQ 유전자가 인종을 불문하고 1형 당뇨병과 밀접한 관계가 있음이 보고되었다. 일본인의 경우 1형 당뇨병과 관련이 있는 요인은 감수성 유전자로서 DR 4와 DR 9, 저항성 유전자로서 DR 2가 알려져 있다.

b. 자기면역의 관여

자기면역 질환을 대표하는 질병으로는 만성 갑상선염, 악성빈혈 등이 있다. 1형 당뇨병은 만성 갑상선염과 악성빈혈과도 관련이 있다. 이 관련성에 의해서 1형 당뇨병과 각종 장기에 대한 자기항체에 관한 검사가 진행되어 갑상선 항체, 위벽세포항체 등이 나타나는 빈도가 높다는 사실이 명백해졌다. 그리고 췌장 랑게르한스섬 세포질에 반응하는 췌장 랑게르한스섬 항체(Islet Cell Antibody ; ICA)의 증세가 미미한 1형 당뇨병에서는 자기면역의 중요성이 부각된다.

ICA는 발병 초기의 악화 가능성이 70~90 %로 높은 편이지만, 시간이 경과함에 따라 악화 가능성이 급격하게 감소한다. ICA는 발병 전부터 발견되어 항체가 높을수록 1형 당뇨병의 발병률이 높다는 사실이 밝혀졌다. 따라서 1형 당뇨병에 대한 예상과 진단에 유용하다. 인슐린 치료를 하지 않은 사람에게도 인슐린 자기항체(IAA)가 검출된다는 사실은 분명해졌다. IAA는 발병 초기에 1형 당뇨병의 40~60 %로 연령과는 반대로 나타나며, 5세 이하의 유아에게는 90 %로 나타난다. 또 IAA 양성자의 경우, ICA가 높은 비율로 증가할 우려가 크다. 그러나 IAA 단독양성의 경우 1형 당뇨병 예상도는 낮다. 발병 초기의 1형 당뇨 환자에게는 췌장 랑게르한스섬 세포의 분자량 64000의 단백질(64 kDa 단백)에 대한 자기항체가 존재한다. 이 64 kDa 항체는 발증 전의 1형 당뇨병 환자에게 ICA나 IAA보다도 초기에 출현하며, 고항체가 ICA와 같은 정도로 예상된다. 그 64 kDa 항체의 주요한 대응항원이 글루타민산 탈탄산(GAD)이다. GAD 항체는 보험진료에서도 측정 방법으로 인정되어 1형 당뇨병의 진단에는 꼭 필요한 검사이다. GAD 항체는 조기발증 1형 당뇨병 환자의 60~80 %에게서 발견된다.

c. 바이러스 감염

오래 전부터 바이러스 감염은 1형 당뇨병의 원인으로 알려져 있었다. 그러나 그것이 확실한 사실로 인정된 것은 뇌염 · 심근염 바이러스에 의한 마우스(mouse)의 췌도염 발현과 그것에 의한 실험적 당뇨병의 발병에 의해서이다.

표 4는 지금까지 알려져 있는 당뇨병의 증세와 관련되는 바이러스를 생물체별로 정리한 것이다. 이 중에서 콕사키B$_4$ 바이러스와 1형 당뇨병의 증세가 주목되고 있다. 그리고 동물은 뇌염·심염 바이러스 감염에 대해서 감수성이 강한 마우스에 저항성을 나타내는 것으로 알려져 있다. 그 결과 바이러스 감염에 의해서 당뇨병을 일으킬 수 있는가 없는가는 각각의 개체에 있어서 유전적으로 규정된 것일 가능성이 크다고 예측된다. 여기에 HLA, 자기면역, 바이러스 감염의 3가지가 하나가 되어 모형을 이루고 있다. 임상에서 접하는 유행성 이하선염, 여름감기가 췌장 랑게르한스섬에 정착하여 당뇨병을 일으키는 계기가 될 수도 있다.

1형 당뇨병의 발병을 생각하는 데 있어서 HLA, 자기항체, 그리고 바이러스 감염이라는 3가지의 복잡한 관계는 매우 흥미가 있다. 그러나 세 가지에 의해서 1형 당뇨병 증세의 전부를 설명할 수 있을까가 의문이다. 이것은 지속적으로 연구되어야 할 문제이다.

표 4　당뇨병과 관련이 있는 바이러스

사람	· 유행성 이하선염 바이러스 · 콕사키 바이러스(B$_1$, B$_3$, B$_4$, B$_5$) · 풍진 바이러스 · 사이토메갈로 바이러스
동물	· 뇌염·심근염 바이러스 · 콕사키 바이러스(B$_4$) · 구제역 바이러스 · 베네수엘라 말뇌염 바이러스 · 사이토메갈로 바이러스

D. 당뇨병의 검사와 진단

1. 당뇨병을 발견하기 위한 검사

(1) 요당 양성으로부터 당뇨병 진단까지

당뇨병이 발견되는 계기는 대부분이 요당 양성에 의해서이다. 당뇨병으로 예측할 수 있는 자각 증상은 모두 고혈당에서 유래하는 것이지만, 스스로 증상을 느끼기 전에 조기 발견하거나 조기 진단하는 것이 안전하다. 그리고 조기에 당뇨병 단서를 찾고자 할 때에는 식후 요당 검사를 하는 것이 바람직하다.

건강검진을 할 때나 생명보험에 가입할 때 받는 스크린 검사에서 요당 양성이 나타나면 곧바로 경구 포도당 부하 검사를 한다. 요당 양성이 나타났을 때 포도당 부하 검사를 하면, 당뇨병을 조기 발견할 수 있다. 여기서 얻어진 결과를 토대로 자세한 병력과 발병 시기, 경과, 신체적 소견, HbA$_{1C}$ 치, 당뇨병성 망막증의 유무 등을 조사하여 정확한 당뇨병 진단을 실시한다.

(2) 요당 검사만으로 당뇨병을 진단할 수 없다

통상적으로 신장의 당 배설 최소치가 160mg/dl를 넘으면 요당이 검출된다. 그러나 가벼운 당뇨병 환자에게는 식후의 혈당치가 상승하여 요당이 검출되지만 공복 시에는 160mg/dl 이하인 경우가 많고, 요당이 음성으로 나타난 사례도 적지 않다(그림 12). 또 신장 질환이 있는 환자나 고령자는 신장의 당 배설 최소치가 상승하여 혈당치가 160mg/dl를 넘어도 요당이 검출되지 않은 사례도 있었다.

반면 태어날 때부터 당 배출 최소치가 낮은 사람의 경우(좁은 뜻의 신장성 당뇨), 혈당치가 낮아도 요당이 검출된다. 후천적으로 당 배설 최소치가 저하하는 요인으로는 임신, 부신피질 스테로이드 약, 스트레스 등을 들 수 있다.

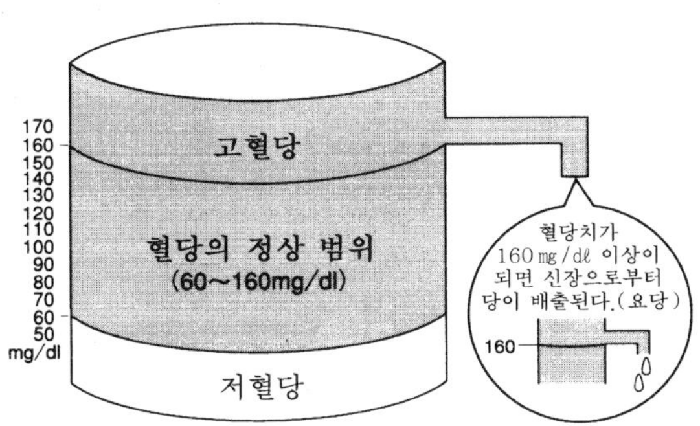

그림 12 요당의 구조

따라서 요당 검사만으로 당뇨병을 진단할 수 없고, 정확한 당뇨병 진단에는 반드시 혈당 검사가 필요하다.

(3) 당뇨병의 진단

당뇨병의 진단은 혈당치의 측정에 의해서 결정된다.

공복 시 혈당치가 126mg/dl 이상, 75g OGTT 2시간 수치가 200mg/dl 이상, 수시 혈당치가 200mg/dl 이상인 경우, 다른 날의 검사에서 이 셋 중 하나가 2회 이상 확인되면 당뇨병으로 진단된다(표 5). 이들의 기준치를 한 번만 만족한 상태는 당뇨병으로 판단한다. 단, 구갈(갈증이 심함), 다음, 다뇨, 체중감량 등의 당뇨병의 전형적인 증상이 있는 사람에게서 HbA_{1c}가 6.5 % 이상일 경우, 당뇨병성 망막증이 있는지를 확인해야 한다. 만약 망막증이 있는 경우 1회의 검사만으로 당뇨병을 진단할 수 있다.

공복 시 혈당치가 110mg/dl 미만, 75g OGTT 2시간 수치가 140mg/dl 미만인 경우 정상으로 진단되지만, 1시간 수치가 180mg/dl 이상일 경우에는 당뇨병형으로 옮겨갈 가능성이 있다. 이때에는 지속적으로 경과를 관찰한다.

정상 수치를 보인 사람을 정상형, 당뇨병형의 어느 것에도 속하지 않는 사람을 경계형으로 분류한다.

표 5 공복 시 혈당치 및 75g 당부하 검사(糖負荷檢査, OGTT) 2시간 수치의 판정기준 (정맥혈장치, mg/dl, 괄호 내는 mmol/l)

	정상역	당뇨병역
공복시 혈당 수치 75g OGTT 2시간 수치	<110 (6.1) <140 (7.8)	≥126 (7.0) ≥200 (11.1)
75g OGTT의 판정	양자를 만족하는 경우를 정상형으로 한다.	어느 것이든 만족하는 경우를 당뇨병형으로 한다.
	정상형에도 당뇨병형에도 속하지 않는 것을 경계형으로 한다.	

수시 혈당치≧200 mg/dl (≧11.1 mmol/l)의 경우도 당뇨병으로 간주한다. 정상형이라도 1시간 수치가 180mg/dl(10.0 mmol/l) 이상일 경우는 180 mg/dl 미만의 것과 비교하여 당뇨병으로 악화할 위험성이 높기 때문에 경계형에 준한 취급(경과관찰 등)이 필요하다. (당뇨병 진단기준 검토 위원회 : 당뇨병의 분류와 진단 기준에 관한 위원회보고 당뇨병 42(5) : 391, 1999)

75g OGTT를 실시할 때에는 혈당치뿐만 아니라 혈장 인슐린 수치도 측정해야 한다. 인슐린 분비의 경과 측정에 의해 인슐린 분비의 저하나 지연 증대형의 고인슐린 혈증의 존재를 명백하게 알 수 있다. 이 결과를 통해 인슐린 분비 장애와 인슐린 저항성의 정도를 알 수 있으며, 치료 방향에 유용한 정보가 된다.

2. 당뇨병 진단 후에 필요한 정기 검사

(1) 당뇨병 조절 상태를 조사하는 검사

당뇨병 조절 상태를 조사하는 검사로는 혈당과 HbA_{1C}를 들 수 있다. 혈당검사는 현재의 혈당 조절 상태를, HbA_{1C} 검사는 과거의 HbA_{1C} 조절 상태를 나타낸다. HbA_{1C} 수치의 50 %는 당화 헤모글로빈의 C분획으로서 적혈구의 수명이 120일부터 과거 수개월의 혈당 컨트롤 상태를 나타낸다. HbA_{1C} 수치의 50 %는 과거 1개월간, 25 %는 그전 1개월간, 나머지의 25 %는 그전 2개월간의 혈당 조절 상태를 반영한다.

진찰 시 혈당치의 변동에는 주의를 하지만 HbA₁c에 관심이 적은 환자가 많다. 검사일 전날 저녁 식사량을 줄이는 경우 보통 때의 혈당치보다도 채혈 시의 혈당치가 좀 적게 나오는 경우가 꽤 있다. 혈당치보다도 HbA₁c의 경우가 당뇨병성 세소 혈관 장애와 상관이 높다는 사실을 고려하면 HbA₁c 수치는 환자가 무시해서는 안 되는 요소이다.

POINT 1

이를 보다 쉽게 하기 위해서는 HbA₁c를 헤모글로빈 에이 원이라고 암기하기보다, HbA₁c치에 ℃를 붙여서 '나의 글리코겐은, 8 %라는 것은 8℃의 열이 있는 상태와 같고, 평열은 6.5℃ 이하, 높아도 7℃ 이하이구나. 평열까지 낮추도록 노력해야겠다.'라고 설명하는 식을 이용하는 것이 좋다. 고령의 환자에게 실제로 이 방법을 시험해 보면 상당히 효과적이다.

과거 1~2주간의 혈당 조절 상태를 제시하는 것으로는 프루크토사민(fructosamine)이 있다. 프루크토사민은 혈중 당화 단백질의 총칭이고, 혈중 단백질의 60~70 %가 알부민이라는 것이다. 알부민의 원자수가 최초의 반으로 줄어들 때까지는 약 20일 걸린다. 프루크토사민은 과거 1~2주간의 혈당 조절 상태를 나타내게 된다. 정상치는 205~285μmol/*l*이다. 당뇨병 치료 중 혈당치의 변동이 심한 불안정형 당뇨병에서 인슐린 투여량을 변동할 필요가 있을 경우에는 단시간의 혈당 조절 상태를 알 필요가 있다. 이와 같은 경우에 프루크토사민의 측정이 유용하다.

(2) 당뇨병 치료에 있어서 혈당 조절 기준은 어떻게 측정하면 좋은가

이제까지의 보고에 의해서 75g OGTT 2시간 수치가 200mg/d*l* 이상일 때 망막증의 빈도가 급증한다는 사실을 알 수 있다. 이것에 상응하는 공복 시 혈당치는 126mg/d*l*로 되어 있다. 그러나 일본 이토병원의 보고에 따르면, 공복 시 혈당치가 110~125mg/d*l*라도 25 %는 2시간 수치가 200mg/d*l*일 때 망막증이 많은 것으로 봐야 한다고 한다. 2시간 수치가 180~199mg/d*l*일 때 망막증이 발생하는 비율이 높은 것으로 알려져 있다. 일본의 2형 당뇨병은 초기 인슐린 분비 장애를 주로 다루고, 식후 고혈당 문제도 중점적으로 다룬다.

이 병원 입원환자 142명 중 2형 당뇨병 환자(평균연령 57세)의 OGTT 75g 2시간 수치 200~229mg/d*l*, 180~199mg/d*l*에 해당하는 식후 2시간의 평균 혈당치와 HbA$_{1c}$치를 구해보면, 각각 176mg/d*l*, 151mg/d*l*, 6.8mg/d*l*, 6.2%이었다.

이상의 성적으로부터 혈당 컨트롤의 목표치는 공복 시 혈당치와 같게 하는 110~126mg/d*l*, 식후 2시간 혈당치 160mg/d*l*, HbA$_{1c}$ 6.5% 이하로 하고 있다.

E. 당뇨병과 합병증

1. 급성합병증-당뇨병성 혼수

표 6은 당뇨병성 혼수로 알려져 있는 2가지 증상을 나타낸 것이다. 이 중에서 당뇨병 케토아시도시스(DKA)는 1형 당뇨병의 초기 증상이 되기도 한다. 1형 당뇨병은 평소에 요당, 혈당과 함께 요케톤체의 검사가 필수적이다. 이미 치료 중인 환자는 인슐린 주사의 중단이나 불충분한 치료에 의해 케토아시스가 혼수를 일으킨다. 물론 2형 당뇨병에 있어서도 중증인 감염증, 외상, 과도한 스트레스 등이 요인이 되어서 당뇨병 케토아시도시스(DKA)가 야기되는 일이 있다.

표 6 당뇨병성 혼수의 종류

1. 당뇨병 케토아시도시스 (DKA)
2. 고혈당 고삼투압 증후군

고혈당 고삼투압(**滲透壓**) 증후군에서는 케토시스를 볼 수 없다는 것이 특징적이다. 급격한 고혈당, 고나트륨 혈증, 그리고 혈장 삼투압 이상 때문에 일어나는 뇌세포의 탈수가 혼수의 요인이 된다. 가벼운 증세가 있는 환자가 수분을 적게 섭취하고, 당질을 많이 섭취할 경우 50세 즈음에 병을 발견하는 경우도 있다.

그 외의 당뇨병 환자에게서 볼 수 있는 혼수 증세는 유산성 아시도 시스에 의한 것이다. 유산성 아시도시스에 의한 혼수는 경구혈당 강하 제의 하나인 비구아나이드(biguanide) 복용자에게 나타나, 근래 비구아 나이드를 사용하는 일은 극히 드물다. 최근 인슐린 지향성 치료제로 재평가되고 있는 메트포르민(metformin)은 이러한 부작용이 적어 여러 병원에서 사용되고 있다.

혼수가 일어난 당뇨병 환자에게 인슐린과 경구혈당 강하약을 사용 했을 경우 저혈당성 혼수가 올 위험도 있다.

2. 만성 합병증-당뇨병성 세소혈관 장애와 동맥경화

당뇨병은 대사의 병일 뿐만 아니라 혈관의 병이기도 하다(그림 13). 당뇨병에 걸리면 혈관 전체에 장애가 발생하기 때문이다. 이렇게 되면 합병증이 나타난다. "감기가 만병의 근원이라면 당뇨병이야말로 억만 병의 근원이다."라고 말할 수가 있다.

혈관 장애는 그림 14와 같이 2가지 타입이 있다. 소위 아태롬성 동 맥경화증과 당뇨병성 세소혈관 장애이다.

POINT 2

당뇨병의 3대 합병증은 당뇨병성 신경 장애, 당뇨병성 망막증, 당뇨병성 신증이며, 이는 "신눈신"으로 기억하면 된다. "신눈신"의 "신"은 신경의 "신", "눈"은 눈의 "눈", 두 번째 "신"은 신장의 신이다. 신경 장애만 신경증 이라고 말하지 않는 것은 노이로제와 혼동하지 않기 위해서이다.

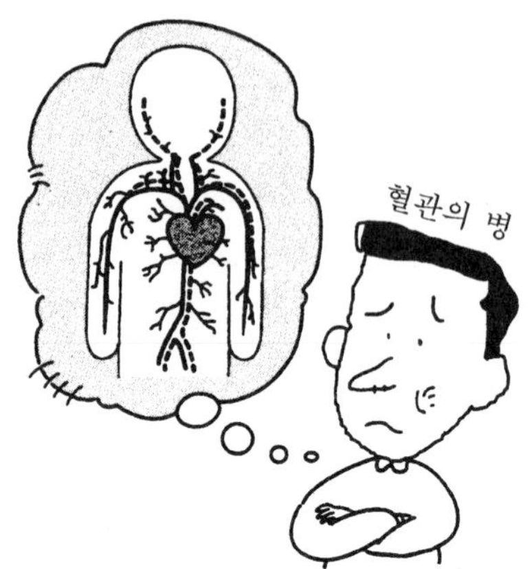

그림 13 대사의 병이며, "혈관의 병"이기도한 당뇨병 합병증.

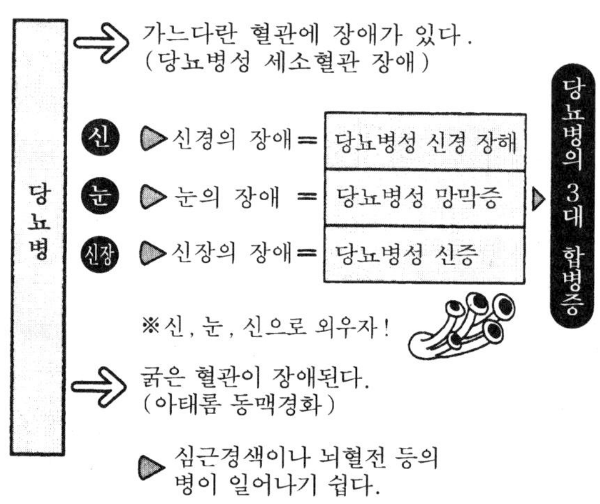

그림 14 당뇨병에 의한 혈관 장애에는 아태롬 동맥경화와 당뇨병성 세소혈관 장애의 2가지 타입이 있다.

(1) 당뇨병성 세소혈관 장애의 발병 증세

"고혈증이 없는 곳에 당뇨병성 세소혈관 장애는 없다." 합병증이 나타나는 경로에는 반드시 고혈당이라는 장애가 있다. 체내 조직에는 인슐린의 도움을 받아서 세포 내에 포도당을 섭취하는 조직과 인슐린의 도움 없이 세포 내에 포도당을 섭취하는 조직이 있다. 이 조직의 작용으로 인해 신경, 눈, 신장에 합병증이 생기기 쉽다.

POINT 3

　세포를 호텔 구조로 생각하고, 여기에 두 종류의 호텔이 있다고 가정한다 (그림 15). 한 호텔 입구에는 인슐린이라는 도어맨이 있어서 포도당이라는 손님이 오면 문을 연다. 한편, 다른 호텔 입구는 자동문이라서 손님이 자유롭게 출입할 수 있다. 만약 인슐린이라는 도어맨이 당뇨병으로 인해(인슐린 분비 장애) 너무 뚱뚱하고 게으르게 되었다면(인슐린 저항성) 인슐린 의존 호텔에 손님을 넣지 못하게 된다. 그러므로 자동문이 있는 인슐린 비의존(非依存) 호텔에 손님이 들끓게 된다.

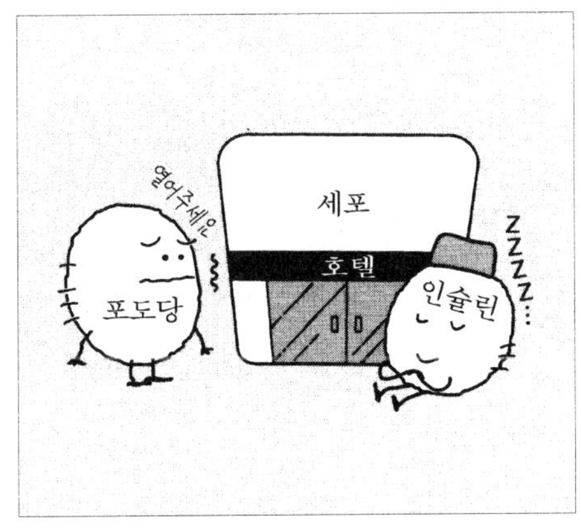

그림 15　인슐린과 포도당의 관계

인슐린의 작용이 어렵게 되면 혈중 포도당이 세포 내에 흡수되지 않게 된다.
(나리미야 마나부 : Series 당뇨병의 치료와 관리 — 약제 선택의 포인트와 주의점 5. 당뇨병성 합병증의 예방 ② — 세소혈관 장애와 위험인자. Therapeutic Research 20 (4) : 38(856), 1999)

인슐린 조직으로는 골격근, 지방조직, 간장, 심근 등을 들 수 있다. 이 조직들의 인슐린 의존도는 골격근, 지방조직이 높고, 간장이 그 다음이며, 심근이 가장 낮다고 말할 수 있다. 포도당 조직은 뇌, 신경, 눈, 신장 적혈구, 대동맥 등을 들 수 있다. 이 조직들 중에서 뇌는 혈당치가 상승하여도 세포 내에 과잉한 포도당이 유입되지 않도록 포도당 역치를 상승시켜 방어한다. 따라서 포도당의 섭취는 정상인과 당뇨병 환자 사이에 차이가 없다는 사실이 증명되고 있다. 당뇨병성 의식장애가 없는 것은 그 때문이라고 생각된다. 그 외의 인슐린 비의존성 조직은, 정상인과 비교해서 당뇨병 환자가 세포 내에 포도당이 과다한 것으로 알려져 있다. 세포 내에 흡수된 포도당은 정상인의 경우 해당계, TCA사이클에 들어가 ATP 생성에 이용된다든지 글리코겐으로 축적되지만, 당뇨병 환자는 이들 대사계의 인슐린 의존성 율속(律速)효소가 인슐린 작용 부족으로 인해 충분히 작용하지 않고 포도당이 원활하게 이용되지 않는다. 그 결과 포도당이 다른 대사계에 유입된다든지 세포 내의 단백질과 결합해버려 세포 장애를 일으킨다. 고혈당에 의한 세포 장애의 원인으로는 PKC(protein kinase C) 활성의 상승, AGE(advanced glycation endproducts)의 증가, 폴리올 대사 경로의 활성화 등이 고려되고 있다.

a. PKC 활성의 상승

PKC(프로테인 키나제 C) 활성의 증가를 볼 수 있는 경우에는 반드시 디아실글리세롤(DAG)이 증가하고 고혈당에 의해서 DAG의 *de novo* 합성이 늘어난다. 그 결과 PKC 활성이 예상된다.

b. AGE의 증가

고혈당 상태에서 단백질은 비효소적으로 분해되어 단당류로 바뀐다. 이 반응을 메일라드(Maillard) 반응이라고 부른다. 이 반응의 초기 단계에서 반응물질의 아마도리(amidori compound) 화합물이 당뇨병 환자의 혈당 컨트롤의 지표가 된다. 현재 진료에 이용되고 있는 HbA_{1C} 가 그것에 해당한다. HbA_{1C}는 Hb 단백에 포도당이 결합한 아마도리 화합물이다. 이 메일라드 반응의 최종 당화물질이 AGE이다. 당뇨병성 세소혈관 장애는 후기 반응물질의 AGE와 밀접하게 연관되어 AGE가 당뇨병성 세소혈관 장애의 원인으로 지목된다.

c. 폴리올 대사 경로의 활성화

폴리올 대사 경로는 포도당→솔비톨→과당의 단계로 되어 있다. 이 경로는 최초 단계의 율속효소가 알도스 환원효소(aldose reductase ; AR)로 되고, 이 경로를 사이에 둔 포도당 이용은 3 %로 제한된다. 그러나 당뇨병 증세가 있을 때에는 AR이 활성화되어 이 대사계를 사이에 두는 포도당 이용은 보통 수치의 4~5배 정도까지 증가하며, 솔비톨의 생성이 늘어난다. 이는 세포 장애를 일으킨다. 최근 폴리올 대사 경로가 늘어남에 따라 글리케이션이 늘어나는 것으로 밝혀졌다. AGE 가 만들어지기 전의 물질로서 과당(프루크토스), 프루크토스−3인산, 3데옥시글루코존 등이 알려져 있지만, 이 물질들은 폴리올 대사계를 사이에 두고 생성되며, AR 저해에 의한 생성 억제 사실이 보고되고 있다.

(2) 당뇨병의 3대 합병증의 증세와 특징

당뇨병의 3대 합병증 증세와 그 특징에 대해 차례로 생각해 보자.

a. 당뇨병성 신경 장애

당뇨병성 신경 장애의 원인은 대사성 인자와 혈관성 인자로 나누어볼 수 있다. 양자 사이에는 상호관계가 존재한다. 대사성 인자 중에는 폴리올 대사 경로의 증가가 초기 원인에 영향을 미친다. 솔비톨에 슈완(Schwann)세포 축적으로 세포의 부피가 늘어나고, 축삭(軸索)을 압박한다. 더욱이 폴리올 대사 이상은 신경세포의 미오이노시톨 함량의 저하를 가져오며 세포막 기능의 저하를 불러온다. 폴리올 대사 이상은

NO 생성 장애를 가져오며, 신경내막 내의 미소 순환 장애(微小循環障碍)를 야기한다. 최근에 고혈당 상태에서 수반되는 리놀산 n-6계 불포화 지방산의 대사 이상이 주목되고 있다.[5, 6] 리놀산의 대사 이상은 프로스타글란딘 E_1, I_2의 감소, 트롬복세인 A_2의 증가를 가져오며, 미소 순환 장애를 일으킨다.

당뇨병 신경 장애의 특징을 종합해 보면, 그림 16과 같이 된다. 찌릿찌릿하는 자극이 많고, 저리는 증상과 신경통은 손보다 발에서 일어나기 쉽다. 특히 양발의 좌우 끝에 일어나기 쉽다. 이와 같은 말초 신경 장애와 같이 자율신경 장애도 일어난다. 임포텐츠 외에 땀이 과도하게 흐르는 증상, 몸을 움직일 때 나타나는 기립성 저혈압, 설사, 변비와 같은 배변 장애, 구토 등이 대표적인 예이다.

당뇨병성 신경 장애는 왜 양측성(兩側性)으로 생기며, 손보다도 발에 일어나기 쉬우며, 짜릿짜릿한 느낌이나 자율신경 장애가 많은 것일까?

신경의 굵기는 자율신경 → 온통각(溫痛覺), 가느다란 촉각 → 거친 촉각, 위치감각, 진동감각 → 운동신경의 순으로 굵어진다. 그리고 신경 장애는 다음과 같은 특징이 있다.

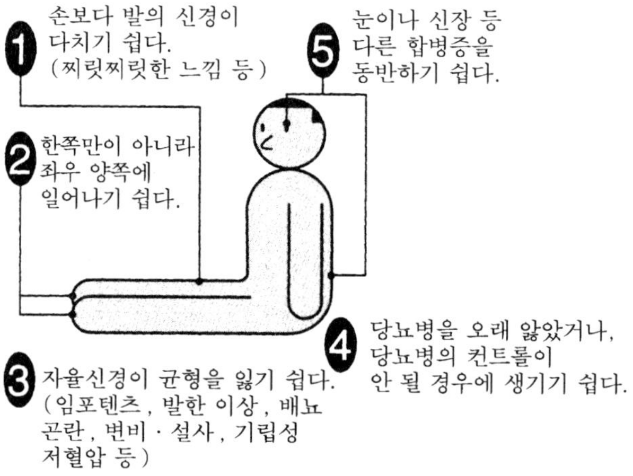

그림 16 당뇨병성 신경 장애의 특징

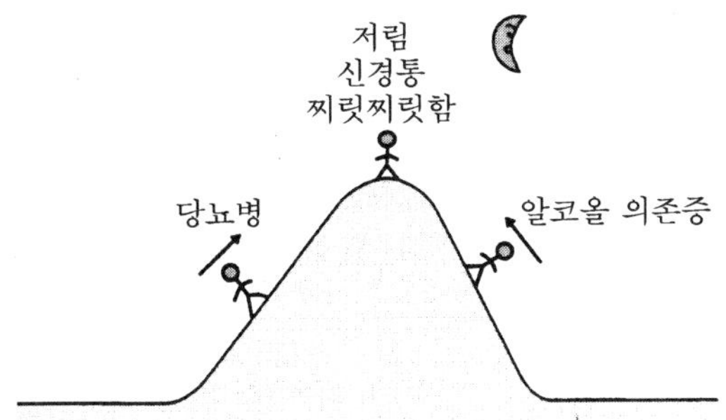

그림 17 같은 종류이 신경 장애를 일으키는 알코올 의존증과 고혈당
어느 것이나 대사 장애로 작용하기 때문에 원인은 달라도 같은 증상이 나타난다.
(나리미야 마나부 : Series 당뇨병의 치료와 관리 — 약제 선택의 포인트와 주의점 5.
당뇨병성 합병증의 예방 ② — 세소혈관 장애와 위험인자. Therapeutic Research 20
(4) : 40(858), 1999)

① 짧은 신경보다 긴 신경에서 일어나기 쉽다(발이 아무리 짧더라
도 손보다 길기 때문에 손의 신경보다 발의 신경에 장애가 나 타나기
쉽다).

따라서 발에 증상이 없고, 한쪽 손에 증상이 생겼을 때에는 변형성
경추증(경추의 변형으로 나타나는 병적인 증상. 척추나 신경), 수근관
증후군, 후종인대 경화증과 같은 정형외과 병을 의심할 수 있다.

② 허혈성 장애는 굵은 신경에서부터, 대사성 장애는 가느다란 신경
에서부터 일어난다.

남성 당뇨병 환자의 혈당 컨트롤을 억압하는 대표적인 원인은 알코
올이다. 술을 좋아하는 당뇨병 환자가 발 저림을 호소한 경우, 알코올
도 고혈당도 대사 장애로 작용하기 때문에 알코올이 혈당 컨트롤에
직접적으로 관여하는가에 대한 구별이 곤란하다(그림 17). 또 긴 시간
동안 앉았다가 다리가 비틀거리는 일이 있다. 이것은 다리에 압박이
지속적으로 가해지면 허혈 장애에 의해서 위치각, 운동신경 등의 굵은
신경이 다치기 때문이다.

표 7　당뇨병성 신경 장애의 증상과 장애가 되고 있는 신경 섬유에 대한 의견

1. 감각 장애 　찌릿찌릿한 느낌 　아픔, 저림　　진행 ──→　온통각 저하	·가느다란 섬유 　(온통각) ·다소 굵은 섬유 　(촉각)
2. 자립신경 장애 　앉았다 일어섰을 때의 어지러움. 　안정 시 맥박이 자주 뛰는가의 여부(90분/전후), 　임포텐츠, 설사, 변비, 운동 시의 맥박 증가 감소. 　배뇨 장애, 위 내용물 배출 지연.	가장 가느다란 섬유 (자율신경)
3. 진동감각 저하	굵은 섬유(진동각)
4. 아킬레스건 반사 소실	굵은 섬유
5. 신경 전도 속도 저하	굵은 섬유

(나리미야 마나부 : Series 당뇨병의 치료와 관리 — 약제 선택의 포인트와 주의점 5. 당뇨병성 합병증의 예방 ② — 세소혈관 장애와 위험인자. Therapeutic Research 20 (4) : 39(857), 1999)

　③ 신경 장애는 처음에 신경 흥분에 의해 과민 증상이 생기고, 장애가 계속되면 신경의 억제 증상이 일어난다.

　당뇨병의 경우 초기에는 대사 장애가 중심에 일어난다. 그렇기 때문에 양측성으로 가늘고 얇은 신경이 다치기 쉬워지고, 양발이 뜨거워진다든지 찌릿찌릿 하는 등의 신경 과민 증상이 나타나기 쉽다. 또 가느다란 신경인 자율신경의 장애도 수반되기 쉽다(표 7). 그리고 신경 장애가 진행되면 신경의 억제 증상에 의하여 아픔이 소실된다. 혈당 컨트롤 기능이 좋지 못하고 신경 장애가 진행되면 통증이 줄어든다. 혈당 컨트롤에 실패하여 통증이 늘어날 수도 있으므로 각별한 주의가 필요하다(그림 18).

　당뇨병이 진행되면 혈관 장애에 의한 허혈성 장애를 수반하여, 굵은 신경의 장애가 더해져 당뇨병성 신경 장애의 증상이 복잡하게 나타난다.

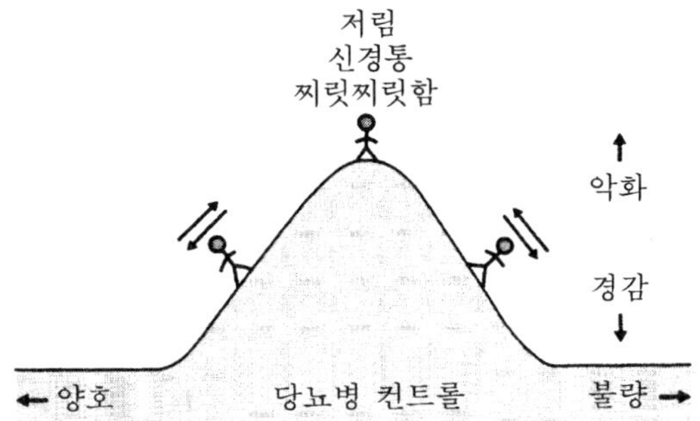

그림 18 당뇨병성 신경 장애의 자각 증상의 추이

(나리미야 마나부 : Series 당뇨병의 치료와 관리 — 약제 선택의 포인트와 주의점 5.
당뇨병성 합병증의 예방 ② — 세소혈관 장애와 위험인자. Therapeutic Research 20
(4) : 40(858), 1999)

POINT 4

현재 널리 행해지고 있는 신경 장애 검사는 건반사, 진동감각, 신경 전도 속도 등 굵은 신경의 작용을 조사하는 검사이다. 가는 신경의 장애를 빠른 단계로 발견하려면, 발의 뜨거워짐, 찌릿찌릿한 느낌, 종아리 뒤쪽의 경련 등의 자각 증상에 관심을 기울여야 한다. 당뇨병성 신경 장애는 발병 5년 전후에 합병증세가 많이 나타난다. 합병증이 나타나는 비율도 60 % 전후로 높고, 돌연사의 원인이 될 수도 있으므로 주의해야 한다.

b. 당뇨병성 망막증

당뇨병성 망막증은 고혈당과 대사 이상으로 망막의 혈관 내피세포와 망막색소상피세포, 혈관 벽의 주피세포에 장애가 일어나 발생하는 혈관 폐색에 의해 생긴다. 고혈당에 의한 망막의 대사 장애는 폴리올 대사 경로의 활성화를 기준으로 한다. 신경 장애는 여러 가지 인자가 복잡하게 얽혀서 생기는 것으로 추정된다.

당뇨병성 망막증 초기에는 망막 혈관의 확장과 혈류량이 증가하며, 혈관투과성이 증가한다. 이 결과 기저막(基底膜)이 두꺼워지며, 기저막 외측의 벽세포가 부분적으로 죽으면 멈춤쇠가 벗겨지고, 모세혈관류가 생긴다. 계속해서 출혈, 망막부종, 경성 백반을 볼 수 있게 된다(단순성 망막증). 망막혈관 폐색이 진행되면 망막허혈이 생기고, 연성 백반을 볼 수 있게 된다(단순성 망막증). 망막혈관 폐색이 진행되면 망막허혈이 생겨 연성 백반, 망막혈관의 변성이 생기고, 망막부종이 강하게 되면 전증식성 망막증이 된다. 광범위한 무관류(無灌流) 영역에 신생혈관을 볼 수 있게 되어 증식성 망막증이라고 불리는 시기가 되어 시력 장애가 생긴다.

당뇨병은 수정체에 솔비톨이 축적해서 백내장, 출혈성 녹내장 등의 합병증이 우려된다. 또 굴절 이상으로 인해 근시, 원시, 난시로 악화될 수도 있다. 혈당이 상승하면 근시가 나타나고, 혈당이 하강하면 원시가 진행되는 경향이 있다.

당뇨병성 망막증의 치료 방법은 다음과 같다. 우선 정기적으로 검사를 하여 경과를 알아야 한다. 안구 후면에 당뇨병 증상이 없는 환자라도 1년에 한 번은 안구 후면 검사를 하도록 권한다. 당뇨병성 망막증의 출현 비율을 보면, 1형 당뇨병은 발병 후 5년 사이에 25 %, 10~15년에는 60~80 %로 되어 있다. 발병 15년에는 25 %로 증식성 망막증을 볼 수 있다고 한다. 한편, 2형 당뇨병은 진단 후 2~3년에 25 %, 20년은 60 %의 비율이므로 증식성 망막증을 조심해야 한다.

c. 당뇨병성 신증

당뇨병성 신증은 신사구체의 경화성 증세에 의해 생긴다. 사구체 경화의 본체는 메산기움(mesangium) 영역에의 IV형 콜라겐, 피브로넥틴(fibronectin)을 주체로 하는 세포 외 매트릭스 단백(메산기움 매트릭스 단백)의 이상 축적이다. 이 매트릭스 단백의 축적 경로는 두 가지이다. 고혈당을 수반하는 대사 장애와 폴리올 경로의 활성화, PKC 활성의 상승, AGE 등의 관여가 첫 번째 경로이다. 두 번째 경로는 사구체 혈관 내압 상승에 의한 신전자극이다.

당뇨병성 신증 초기의 증상으로 요중에 소량의 알부민이 증가하는 것을 볼 수 있다. 소량의 알부민 출현으로 인해 사구체 혈관 벽의 음성하전의 감소가 나타난다. 고혈당 상태에서는 사구체 혈관 벽의 새파란 황산 프로테오글리칸(HS-PG) 등의 음성하전물질(HS-PG는 황산기를 가지고 있으므로 부의 하전을 한다)의 생성이 감소하고 알부민 등의 혈장 단백이 혈관 벽을 통과하는 것을 방해하는 charge barrier의 기능이 장애가 되어 요중 알부민의 배설이 증가한다. 두 번째로 사구체 기저막(GBM)의 size barrier를 형성하고 Ⅳ형 콜라겐을 기본 골격으로 하는 그물눈 구조의 찢어짐도 요중 알부민 배설에 관여하는 것으로 추측된다. 셋째로 사구체 혈관 내압의 상승에 의한 일부민 여과율의 증가도 생각할 수 있다.

병세의 진행과 더불어 우세한 현성(顯性) 단백뇨, 혈압의 상승, 사구체 투과율의 저하가 진행되어 신부전증에 이른다.

3. 당뇨병과 동맥경화

당뇨병 환자는 동맥경화가 정상인보다도 10년 빨리 진행된다. 심근경색의 발병률도 3~4배 높다고 한다. 그리고 당뇨병 환자의 심근경색에 의한 사망률은 정상인의 심근경색 재발 시의 사망률과 같다고 보고되고 있다. 당뇨병에 있어서 동맥경화의 위험인자로는 표 8과 같이 여러 가지의 인자가 관여하고 있다. 따라서 당뇨병 환자의 동맥경화 진행을 예방하려는 사례를 살펴보고 관찰하는 것이 중요하다.

표 8 당뇨병 환자에게 적용되는 동맥경화의 위험인자

·고혈당	·고지혈증
·인슐린	·고혈압
·성장 호르몬	·혈소판 기능 이상
·비만	

(나리미야 마나부 : Series 당뇨병의 치료와 관리 — 약제 선택의 포인트와 주의점 4. 당뇨병성 합병증의 예방 ① — 대혈관 장애와 위험인자. Therapeutic Research 20(2) : 12(302), 1999)

(1) 고혈당

고혈당 상태가 지속되면 포도당은 단백질과 비효율적으로 결합한다. 이 반응을 글리케이션이라고 한다. 글리케이션은 최종 생산물의 AGE(advanced glycation endproducts)가 당뇨병성 세소혈관 장애에 관여하고 있다. AGE가 혈관 내피세포의 아테롬의 형성을 자극하고, 동맥경화를 촉진시키는 것으로 추측된다.

고혈당은 LDL(low density lipoprotein, 저밀도지단백)의 당화를 촉진하여 당화 LDL의 생성을 증가시킨다. 당화 LDL은 LDL리셉터에 의해 친화성이 약하며 혈액 중에 오래 머문다. 이 혈중 LDL이 오래 머물면 동맥경화의 원인이 되며 LDL의 형성을 촉진한다. 당화 LDL은 AGE를 형성하고, 마크로파지에 섭취된다든지 혈관 매트릭스와 결합한다든지 하여 동맥경화소(巢)의 형성을 촉진한다.

(2) 고중성 지방혈증

당뇨병 환자의 20~70%가 고지혈증의 합병 증세가 있는 것으로 알려져 있다. 가장 많이 나타나는 지질 이상은 고중성 지방혈증이다. 이는 고콜레스테롤 혈증을 수반하고 있는 경우와 수반하고 있지 않은 경우가 있으며, 고콜레스테롤 혈증 증세만 있는 경우는 매우 적다. Fredrickson의 분류에서 보면, 타입IV > 타입IIb > 타입V > 타입IIa의 순으로 고중성 지방혈증 출현 빈도를 볼 수 있다.

고지혈증의 중요한 증세는 고콜레스테롤 혈증이다. 고중성 지방 혈증에 관해서는 비만, 당뇨병, 고뇨산혈증 등 동맥경화와 관계 깊은 질환이 합병증으로 인정되지만, 확실한 치료 근거가 알려지지 않고 있었다. 미국의 프래밍검(Framingham)의 역학 연구조사를 보면, 혈중 중성 지방의 상승은 콜레스테롤의 변화를 수반한 것이며, 동맥경화의 독립된 위험인자인가 아닌가에 대해서는 부정적이었다. 그러나 그 후 축적된 데이터의 새로운 해석에 의하면, 중성 지방은 50세 이상의 폐경 후 여성의 동맥경화 질환에서 독립된 위험인자로 밝혀졌다. 그리고 중성 지방에 대한 관심은 단번에 높아졌다.

POINT 5

혈중 HDL(high density lipoprotein, 고밀도지단백)콜레스테롤이 많을수록 허혈성(빈혈성) 질환은 일어나기 어렵고, HDL콜레스테롤이 적을수록 허혈성 질환이 되기 쉽다. 더욱이 이 HDL콜레스테롤과 혈중 중성 지방은 반비례 관계에 있다. 즉, HDL콜레스테롤은 중성 지방과 연관이 있으며, 혈중 중성 지방이 상승하면 HDL콜레스테롤은 감소하고 혈중 중성 지방이 저하하면 HDL콜레스테롤은 증가한다.

혈중 중성 지방치는 혈액 응고계의 제Ⅶ, 제Ⅹ인자, 선용계(線溶系)의 플라스미노겐 활성화 장애 인자 PAⅠ-1과 연관이 있다. 중성 지방 혈증은 응고인자의 작용을 높여, 선용계를 억제하여 혈전 형성을 촉진한다. 이 혈전 형성 경향은 동맥경화를 발생시키는 원인 중 하나가 된다. 혈중 콜레스테롤은 정상적인 LDL에 의해 혈관 벽에서는 혈관 내피 세포 또는 평활근 세포까지 운반되어 LDL 리셉터와 결합해서 세포 내에 흡수된다. 다량의 콜레스테롤이 세포에 내보내지면 LDL리셉터 부위에서 네거티브 피드백이 일어나 콜레스테롤이 세포 내에 흡수되는 것을 억제한다. 한편 중성 지방이 풍부한 LDL은 마크로파지에 의해 섭취된다. 마크로파지에는 네거티브 피드백에 의한 조절이 되지 않기 때문에 LDL이 점점 섭취되어 콜레스테롤 에스테르가 세포 내에 축적되고 마크로파지는 포말세포로 변한다.

(3) 고인슐린 혈증과 인슐린 저항성

고인슐린 혈증과 인슐린 저항성의 어느 부분이 동맥경화에 보다 많이 관여하고 있는지는 명확하게 보고되지 않았다. 지금까지 고인슐린 혈증이 허혈성 심질환의 예측 인자라는 것이 많은 연구에서 보고되었다. 그 후 부정적인 결과도 계속해서 발표되고 있어 의견이 일치되지 않고 있다.[7] 그러나 인슐린이 동맥경화를 직접 촉진한다는 결과가 보고되어 있으며, 인슐린의 혈관 평활근 세포 증식 작용, 혈관 벽에 콜레스테롤 축적 촉진 작용, 혈관 내피세포에 있어서 선용계의 억제 작용 등이 명백해지고 있다. 한편에서 인슐린에는 혈관 확장 작용, 항혈소판 작용이 있으며, 인슐리노마 환자에게는 동맥경화의 진전을 볼 수 없었다는 부정적인 결과도 보고되고 있다.[8] 인슐린 저항성이 동맥경화를 촉진한다고 하는 결과로는 IRAS(Insulin Resistance and Atherosclerosis Study)의 보고가 있다.[9] 이 보고에서는 인슐린 저항성과 경동맥의 비후도와의 관계가 검토되었다. 그 결과 초음파 검사에 의한 내경동맥 비후도와 미니멈 모델에 의한 인슐린 감수성 지수 사이에는 상관이 있는 것으로 밝혀졌다. 이 관계는 고혈압, 흡연, LDL콜레스테롤, HDL콜레스테롤, 내당능, 비만도, 혈장 인슐린 수치를 바로잡아도 똑같은 경향을 볼 수 있으며, 인슐린 저항성이 동맥경화의 독립된 위험인자임을 보여준다.

4. 식후 고혈당과 대혈관 장애

동맥경화 진행도의 주요 요인으로 경동맥의 내막, 중막, 복합체, 비후도(intimal plus medial complex thickness ; IMT)가 최근 주목되고 있다. 야마자키(山崎) 등의 보고에 따르면, IMT는 정상인과 비교해서 OGTT(경구 내당 시험) 때에 당뇨병형뿐만 아니라 경계형에서도 증가하고 있다는 것이 명백하게 나타난다.[10] 또 Lowe의 보고에서도 공복 시 혈당치가 140mg/dl 이하에서 식후에만 고혈당을 나타내는 환자를 "postprandial diabetes"로 정의하였다. 콜레스테롤, 흡연, 고혈압 등을 컨트롤하여도 정상인과 비교할 때 심근경색 위험률이 1.5배 높게 나타난다.[11] 이들 결과는 대혈관의 동맥경화가 식후 고혈당만이 인정되는 초기의 단계에서 이미 시작되고 있다는 것을 의미한다. 당뇨병 환자의 동맥경화 예방과 병세 악화를 막기 위해 공복 시 혈당치만 컨트롤하는 것이 아니라 식후 고혈당을 어떻게 개선시키는가에 주의를 기울일 필요가 있다.

참고문헌

1) Unger RH, et al. : Hyperglycemia as an inducer as well as a consequence of impaired islet cell function and insulin resistance : implications for the management of diabetes. Diabetologia 28 : 119-212, 1985

2) Rosseti L, et al. : Glucose toxicity. Diabetes Care 13 : 610-630, 1985

3) Unger RH : Lipotoxicity in the pathogenesis of obesity-dependent NIDDM. Diabetes 44 : 963-970, 1995

4) McGarry JD, Dobbbins RI : Fatty acids, lipotoxicity and insulin secretion. Diabetologia 42 : 128-138, 1999

5) Stevens MJ, et al. : The aetiology of diabetic neuropathy : the combined roles of metabolic and vascular defects. Diabet Med 12 : 566-579, 1995

6) Cameron NE, Cotter MA : The relationship of vascular changes of metabolic factors in diabetes mellitus and their role in the development of peripheral nerve complications. Diabetes Metab Rev 10 : 189-224-1994

7) Jarrett RJ : Why is insulin not a risk factor for coronary heart disease? Diabetologia 37 : 945-947, 1994

8) Leonetti F, et al. : Absence of clinically overt atherosclerotic vascular disease and adverse changes in cardiovascular risk factors in 70 patients with insulinnoma. J Endocrinol Invest 16 : 875-880, 1993

9) The IRAS Investigators : Insulin sensitivity and atherosclerosis. Circulation 93 : 1809-1817, 1996

10) Yamasaki Y, et al. : Asymptomatic hyperglycaemia is associated with increased intimal plus medial thickness of the carotid artery. Diabetologia 38 : 585-591, 1995

11) Lowe LP, et al. : Diabetes, asymptomatic hyperglycemia, and 22-year mortality in black and white men. Diabetes Care 20 : 163-169, 1997

Ⅳ 저혈당과 시크데이

A. 저혈당의 진행 단계

뇌는 포도당을 유일한 에너지원으로 하고 있다. 섭취된 포도당의 60%는 간장에 흡수되고 글리코겐 및 중성 지방으로 체내에 축적된다. 15%는 인슐린 의존성 조직인 근육·지방조직으로 섭취된다. 나머지 25%의 대부분은 뇌에서 소비된다. 간장, 근육, 지방조직 등은 체내에 다량으로 축적된 중성 지방을 분해하여 생기는 유리지방산을 에너지원으로 이용할 수 있지만, 뇌에서는 이것을 사용할 수 없다. 따라서 혈당치를 일정 범위 내로 유지하는 것은 뇌의 에너지 확보라는 의미에서 꼭 필요하다. 절식을 할 때나 저혈당 상태에서는 뇌에 포도당 공급을 확보하기 위해서 근육이나 지방조직에서의 포도당 이용을 줄이고, 그 대신 유리지방산을 에너지원으로 이용한다. 포도당의 공급을 위해서 간에서는 리코겐이 분해되고, 당 생성이 증가한다. 그러나 간에서의 글리코겐 분해 용량에는 한계가 있으며, 이것만으로 포도당을 보급하면 몇 시간밖에 견디지 못한다. 따라서 간에서의 당 생성은 꼭 필요하다.

간에서의 당 생성 원료로는 근육조직 등에서 생긴 피루빈산(pyruvinic acid)염, 유산염이 40~60 %, 근육조직의 단백질의 분해에 의해서 생긴 알라닌이 20~40 %, 다른 아미노산이 20 %, 지방조직의 중성 지방 분해에 의해서 생긴 글리세롤이 5~10 %를 차지한다. 그러나 절식 상태가 여러 날 계속되면 간에서의 당 생성은 점차 저하된다. 그리고 지방산을 원료로 간에서의 케톤체 생성이 점차 증가하게 된다.

에너지원으로 케톤체 이용이 증가할 때 아미노산 공급을 위해 단백질의 분해가 감소된다. 이는 체내에 대량으로 존재하는 중성 지방을 이용하는 것이다. 저혈당 상태에서 인슐린 분비는 억제되어 아드레날린, 글루카곤, 성장 호르몬, 글루코코르티코이드의 분비가 촉진되고 에너지의 성질이 달라진다.

B. 저혈당의 정의

Whipple의 3가지 증상, 즉 저혈당 증상의 출현, 혈당치의 저하, 혈당치의 상승에 의한 증상의 소실이 가장 확실한 저혈당 증세이다. 여기서 저혈당의 혈당 등급에 대한 논의가 이루어진다. 원래는 50mg/dl가 이용되지만, 임상에서는 저혈당을 방지하기 위해서 환자에게는 70mg/dl 이하를 저혈당으로 간주하고 탄수화물을 섭취하도록 지도하는 일이 많다. 실제 현장에서는 간이혈당측정기가 자주 사용되고 있는데, 혈당측정기기마다 저혈당 등급 정도에 차이가 있어 저혈당치의 정의를 더욱 애매하게 하고 있다.

C. 저혈당의 증상

저혈당의 증상은 ① 반사적으로 분비되는 아드레날린, 교감신경의 홍분에 의한 증상 ② 뇌의 포도당 결핍에 의한 증상으로 나누어 설명할 수 있다. 저혈당에 의해서 교감신경이 홍분하여 부신수질이 자극되고 아드레날린이 분비되면, 불안, 다한증, 근육의 불규칙한 떨림 등의 증상이 나타난다. 동시에 뇌의 포도당 결핍에 의해서 처음에는 신경의 홍분 상태, 즉 정신적 혼란, 조대진전, 견당식(見當識) 장애, 그리고 결국에는 경련을 일으킨다. 때로는 그 후에, 신경의 억제 상태가 계속되어 기면*, 혼수, 쇼크 상태가 우려되며, 그대로 방치하면 죽음에 이른다.

저혈당 정도가 가벼울 때는 아드레날린, 교감신경의 흥분에 의한 증상이 나타나며 상태가 중간 정도일 때는 뇌의 포도당 결핍에 의한 증상을 볼 수 있다. 이 정도까지의 증상에서는 환자 자신이 대책을 강구할 수 있지만, 중증 저혈당이 되면 착란이나 혼수상태가 와, 제3자에 의한 처치가 필요하게 된다.

D. 무자각 저혈당

인슐린 사용 당뇨병 환자로서 투병기간이 길거나 저혈당 증세가 있는 경우에는 자주 무자각 저혈당을 볼 수 있으며, 혈당 관리가 곤란할 수도 있다. 무자각 저혈당 증상이 나타나는 빈도는 23~27 % 정도로 보고되고 있다.

무자각 저혈당의 증세는 분명하게 보고되어 있지 않다. 저혈당은 뇌의 시상하부 복내측(VMH)의 뉴런에서 감지되고 자율신경계가 자극되어 항인슐린 호르몬이 분비된다고 알려져 있다. 따라서 저혈당에 대한 뉴런과 시스템계의 장애가 무자각 저혈당을 일으킨다고 예측할 수 있다. 무자각 저혈당에 대한 원인으로 리세팅 가설이 있다. 이 가설은 저혈당증의 반복으로 대뇌의 혈당 최소치가 신경자극 증상보다 저하하기 때문에 무자각 저혈당을 가져오는 것으로 추측된다.

---

* 기면(嗜眠) : 고열이나 극도의 쇠약, 또는 기면성 뇌염 따위로 외계의 자극에
　응하는 힘이 약해져서 수면 상태에 빠져드는 일.

E. 인슐린을 사용한 당뇨병 환자의 저혈당 위험인자

1. 당뇨병의 병형

강화 인슐린 요법을 이용하여 혈당을 관리하는 데 있어서 1형 당뇨병 환자의 경우 2형 당뇨병 환자보다 저혈당 발작에 빠지기 쉽다.[1,2]

2. 혈당 컨트롤의 정도

1형 당뇨병 환자는 혈당을 정상화하는 것을 목표로 인슐린 치료를 해야 한다. 이 치료 방법은 종래의 인슐린 치료와 비교하여 저혈당의 발생 빈도가 3배이다.[3]

3. 인슐린의 생화학적 특징

1형 당뇨병, 2형 당뇨병 환자에게 초속효성 인슐린을 사용하는 것은 종래의 속효성 인슐린을 사용하는 것보다 저혈당의 발생 빈도를 낮춘다.[4~7]

F. 중증 저혈당과 무자각 저혈당의 위험인자

1. 중증 저혈당의 위험인자

1형 당뇨병 환자에게 저혈당의 위험인자로는 ① 심각한 저혈당 발작의 이전, ② 당뇨병의 투병 경력, ③ 치료에 의한 급격한 HbA_{1C} 저하, ④ basal 인슐린 투여량의 증가, ⑤ 무자각 저혈당의 이전, ⑥ 남은 β세포 기능의 저하 등을 들 수 있다. 또 자율신경 장애의 존재는 중간 정도의 저혈당 위험인자가 된다.

2. 무자각 저혈당의 위험인자

저혈당 발작이 일어나기 이전에 무자각 저혈당은 가장 중요한 위험 인자이다. 자주 일어나는 저혈당 발작은 저혈당에 대한 아드레날린이나 췌장폴리펩티드(pancreatic polypeptide) 등의 인슐린 길항 호르몬의 반응 장애를 악화시켜 무자각 저혈당을 일으키는 것이다.

야간 저혈당 발작은 자주 발생하며 무자각이 특징인데(야간 저혈당의 49~67 %), 1시 이상 지속(50~60 %)되기 때문에 특히 주의해야 한다. 깊은 수면은 인슐린 대항 호르몬(특히 아드레날린)의 저혈당에 대한 반응성을 저하시킨다. 이 결과는 건강한 사람뿐만 아니라 당뇨병 환자에게도 해당된다. 알코올은 불규칙한 근육 떨림을 감소시키는 동시에 환자의 증상 자각도 저하시킨다. 또한 간의 당 생성을 억제하기 때문에 저혈당을 일으키기 쉽다. β블로커에 관해서는 교감 신경의 코린 작동성 신경섬유를 자극하여 발한을 증가시키기 때문에 통증의 감소는 기대하기 어렵다. 단, 비선택성 β블로커는 β_2 작동성 간의 당 반출을 억제하므로 β_1 선택성의 β블로커를 사용하는 것이 바람직하다. 그 외에 무자각 저혈당의 위험인자로는 자율신경 장애의 합병, 환자의 연령 등을 고려해야 한다.

G. 중증 저혈당과 무자각 저혈당의 예방

우선 중증 저혈당과 무자각 저혈당의 위험인자에 대해 숙지해두는 것이 중요하다. 필요에 따라서 인슐린이나 경구 혈당 강하약의 투여량을 조절한다든지, 무자각 야간 저혈당에 대하여 정기적으로 수면 전이나 야간의 혈당 체크를 해야 한다. 또 종래의 속효성 인슐린에서 부터 초속효성 인슐린으로 바꾸는 것이 야간의 저혈당 발생 빈도를 저하시킨다. HbA_{1C} 6.0 % 이하에서는 특히 무자각 저혈당을 일으키기 쉽기 때문에 저혈당을 빈번히 일으킬 경우에는 HbA_{1C}를 6.0~7.0 %로 유지하는 것이 좋다는 의견도 있다.

　　무자각성 저혈당과 인슐린 대항 호르몬의 반응 장애는 저혈당의 예방이 인슐리노마의 절제에 의한 회복이라는 점에서 부각되고 있다. 췌장이식에 의해서 글루카곤 반응이나 간의 당 생성 반응이 정상화된다는 사실도 보고되고 있다. 실제로 2일~3년의 저혈당 예방이 저혈당 증상의 자각과 인슐린 대항 호르몬의 반응성을 개선시키는 것으로 알려져 있다. 또 혈당자각훈련(BGAT) 지도가 도움이 된다.[8]

　　중등증 무자각 저혈당 발작을 예방하는 데에는 커피 2~3잔 정도의 카페인이 도움이 된다.[9] 카페인의 저혈당에 대한 효과를 알아보고자 12명의 1형 당뇨병 환자를 대상으로 인공 췌장을 이용하여 저혈당 상태를 만들고 250mg(커피 2~3잔의 양)의 카페인을 투여하였더니, 조사 결과 카페인이 혈당치를 68mg/dl까지 저하시키고 혈중 아드레날린 분비는 2배까지 상승시켰다. 반대로 혈당치를 50mg/dl까지 저하시키면 카페인 섭취는 9명의 환자에게 저혈당 증상을 일으키고 카페인 섭취군에서는 보다 강한 저혈당을 수반하는 자율신경 증상과 아드레날린, 코티졸, 성장호르몬의 상승을 일으켰다.

H. 저혈당의 관리 방법과 전망

　　저혈당이 의심되면, 우선 혈당치를 측정하여 저혈당을 확인하고, 장관에서 빨리 흡수되어 혈중에 들어가는 포도당이나 설탕과 같은 당질을 투여한다. 초콜릿이나 캔디는 저혈당의 치료에 부적당하다. 초콜릿이나 캔디에 있는 지방분이 당질의 흡수를 늦추기 때문이다.

　　저혈당이 오면 약 20g(각설탕 4개 정도)의 당질을 환자에게 섭취시킨다. 그러면 혈당치는 70mg/dl 전후로 상승한다. 만일 의식 장애가 있을 경우에는 10~25g의 포도당을 1~3분간으로 주사한다. 응급처치를 하고 15분 후에 다시 혈당 측정을 하고, 그래도 저혈당 증상이 지속되면 다시 20g 전후의 당질을 투여한다. 다음 식사나 간식시간이 30분 이상 있을 경우에는 2단위 전후의 추가 간식을 준다. 의식 장애가 있을 경우에는 필요에 따라서 글루카곤을 피하 내지 근육에 주사한다. 쉽게 저혈당이 되는 환자의 경우 믿을 수 있는 가족이나 직장 동료들에게 글루카곤 주사 방법을 교육한다. 글루카곤은 저혈당일 때의 구급처치로서, 일본에서는 건강보험에 포함되며 의사의 처방이 있으면 구할 수 있다. 저혈당일 때 통상 1mg[1국제단위, 1바이얼(vial)]을 1m*l*의 주사액에 녹여서 근육 내(또는 정맥 내)에 주사를 놓는다. 투여하고 15분이 경과되면 혈당치는 150mg/d*l* 전후로 상승하고, 1시간 후에 혈당치가 최대한으로 올라간다. 포도당과 설탕을 언제 투여하느냐에 따라 회복이 빠른 경우도 많지만, 방치해두면 뇌에 장애를 일으켜 식물인간이 될 수도 있다. 이와 같이 원인에 따라 대책을 세워서 저혈당 발작의 재발을 방지해야 한다. 저혈당에 대한 응급처치가 끝나면 주치의에게 보고해야 한다. 외출할 때에는 반드시 포도당이나 설탕을 휴대하고 만일에 대비하여 환자카드를 지참한다.

I. 시크데이 대책

시크데이란 급성 감염증이나 위장 장애 등에 의해서 급격한 대사 장애를 일으켜 혈당 컨트롤이 망가진 상태를 말한다. 신체는 스트레스에 노출되기 때문에 부신수질, 피질 호르몬이 분비되어 교환 신경계가 활성화되고, 혈당치가 상승하며, 당뇨병의 컨트롤 상태가 악화된다. 때로는 고혈당이 더욱 악화되어 1형 당뇨병 환자에게는 케토아시도시스 혼수, 2형 당뇨병 고령자에게는 고혈당 고삼투압 증후군을 일으키기도 한다. 혈당을 정상화하고 탈수 증상을 고치는 것이 대책이다.

감기, 인플루엔자, 급성위장염 등이 나타나 식사를 충분히 할 수 없는 경우에, 저혈당을 두려워하여 인슐린 주사를 중단한다거나 경구 혈당강하약을 복용하지 않으면 고혈당이 발생할 수 있다. 이와 같은 상태에서는 탈수 현상도 우려되므로 식사를 할 수 없는 경우에는 당질과 함께 소화가 잘 되는 음식을 섭취하고, 수분, 미네랄도 충분히 섭취한다. 스포츠 음료는 링거액과 똑같은 성분과 삼투압 작용으로, 설사를 하고 있어도 소화관에서 빨리 흡수되므로 이용하면 좋다.

경구 혈당강하약을 복용하고 있거나 인슐린 주사를 맞았을 경우에는 혈당, 요당, 요중 케톤체를 자주 측정하여 투여량을 조절할 필요가 있으므로, 일찍 주치의에게 연락을 한다.

참고문헌

1) UKPDS Group : Intensive blood-glucose control with sulphonylureas or insulin compared with conventional treatment and risk of complications in patients with type 2 diabetes (UKPDS 33). Lancet 352 : 837-853, 1998

2) DCCT Research Group : Hypoglycemia in the Diabetes Control and Complication Trial. Diabetes 46 : 271-286, 1997

3) Egger M, Davey Smith G, Settler C, Diem P : Risk of adverse effects of intensified treatment in insulin-dependent diabetes mellitus : a meta-analysis. Diabet Med 14 : 919-928, 1997

4) Brunelle RL, Llewelyn J, Anderson JH, et al. : Meta-analysis of the effect of insulin lispro on severe hypoglycemia in patients with type 1 diabetes. Diabetes Care 21 : 1726-1731, 1998

5) Anderson JH, Brunelle RL, Koivisto VA, et al. : Reduction of postprandial hyperglycemia and frequency of hyperglycemia in IDDM patients on insulin-analog treatment. Diabetes 46 : 265-270, 1997

6) Home PD, Lindholm A, Hylleberg B, Round P : Improved glycemic control with insulin aspart. Diabetes Care 21 : 1904-1909, 1998

7) Anderson JH, Brunelle RL, Keohane P, et al. : Mealtime treatment with insulin analog improves postprandial hyperglycemia and hypoglycemia in patients with non-insulin-dependent diabetes mellitus. Arch Intern Med 157 : 1249-1255, 1997

8) Cox DGF, Polonsky W, et al. : A multicenter evaluation of blood glucose awareness training. Diabetes Care 18 : 523-528, 1995

9) Debrah K, Sherwin RS, Murphy J, Kerr D : Effect of caffeine on recognition of and physiological responses to hypoglycaemia in insulin-dependent diabetes. Lancet 347 : 19-24, 1996

Ⅴ 비만

A. 비만증

아름다워지고 싶어 하는 여성의 욕망은 이해할 수 있으나, 요즘 일어나는 그릇된 다이어트의 행태를 보면 비만에 대해 확실하게 알려줄 필요가 있다고 생각한다. 이 장에서는 의학에서 다이어트를 적용하는 대상에 대해 말할 것이다.

의학에서는 다이어트가 필요한 대상으로 체내에 지방이 과다하게 축적되어 있는 사람을 든다. 체중 증가와 지방 증가는 비례 관계에 있기 때문에 체중 측정을 하여서 비만도를 판정한다. 비만도는 '체중 kg/(신장 m)^2'으로 산출한다. 1999년에 일본비만학회에서 발표한 비만의 새로운 기준에서는 이제까지의 BMI 26.4 이상부터 비만으로 본 것을, WHO 분류의 BMI 25 이상을 비만 1, BMI 30∼35 미만을 비만 2, BMI 35∼40 미만을 비만 3으로 하고, BMI 40 이상을 비만 4로 바꾸었다.

똑같이 체중이 증가하고 있어도 운동을 계속해서 골격근이 증가하고 있다든지 체내에 수분이 부족해서 몸이 부어 있는 경우도 있을 수 있다. 이런 경우는 비만이 아니다. 그래서 최근에는 체중에 대한 체지방의 비율을 의미하는 체지방률을 임피던스 법에 의해 쉽게 측정할 수 있는 체지방계가 보급되고 있다. 체지방률은 청장년은 15∼18 %, 여성은 20∼25 %가 정상으로 판정되며, 남성은 25 % 이상, 여성은 30 % 이상이 비만으로 판정되어 다이어트의 대상이 된다.

체지방이 증가했더라도 내장 지방과 피하 지방 중 어느 것이 증가했는가를 기준으로 비만도가 달라진다. 즉, 내장 지방 축적의 경우가 피하 지방의 축적보다도 당뇨병, 고혈압, 심근경색, 고지혈증과 관계가 깊고, 치료의 대상이 된다. 예를 들면 정상 체중이라도 내장 지방/피하지방비가 높을 경우에는 생활습관병의 위험이 크다는 사실이 보고되고 있다. 내장 지방 비만형의 경우는 더욱 위험하다. 엉덩이나 넓적다리에 피하지방이 많으면 다리 관절에 장애가 생기므로 치료의 대상이 되지만, 그 이외에는 내장 지방의 증가가 다이어트의 대상이 된다. 유럽과 미국에 많은 상반신 비만(사과형)에서는 복부, 내장 비만이 많고, 둔부나 대퇴부에 지방이 붙기 쉬운 하반신 비만(양리형)에서는 허리둘레와 엉덩이 비를 비교하여 내장 지방 양을 추정하는 방법이 흔히 사용되고 있다. 그러나 상반신의 지방 분포는 인종이나 민족에 따라 다르다.

이상 서술한 것과 같이 다이어트의 대상은 체중, 비만도, 지방의 분포 등을 종합적으로 판단하여 결정해야 하는 것이다.

Ⅵ 고지혈증

A. 콜레스테롤

1. 혈중 콜레스테롤 수치는 낮으면 낮을수록 좋은가

콜레스테롤이라는 말을 듣는 순간 많은 사람들은 동맥경화를 연상한다. 콜레스테롤이라고 하면 인체에 나쁜 영향을 준다는 이미지가 강하다. 콜레스테롤이 정말로 인체에 나쁜 것이라면, 혈중 콜레스테롤 수치는 낮으면 낮을수록 좋아야 할 것이다.

그런데 미국에서 10년 동안, 35세부터 57세의 남성 35만 명을 대상으로 대규모 역학조사를 시행한 결과, 혈중 콜레스테롤 수치가 상승하면 허혈성 심질환의 발생율이 증가하고, 혈중 콜레스테롤 수치가 저하하면 뇌출혈의 빈도가 증가하는 것으로 밝혀졌다. 혈중 콜레스테롤이 낮으면 낮을수록 좋다는 생각은 편견이다. 한국인의 경우 바람직한 혈중 콜레스테롤 수치는 190mg/d*l* 미만인 것으로 나타났다.

2. 콜레스테롤의 역할

혈중 콜레스테롤 수치가 너무 낮아도 질병 빈도가 증가한다는 것은 나쁜 이미지가 강했던 콜레스테롤이 실제로는 신체에 있어서 꼭 필요한 성분이며, 여러 가지 역할을 담당하고 있다는 증거이다.

콜레스테롤은 크게 LDL(Low Density Lipoprotein)콜레스테롤과 HDL(High Density Lipoprotein)콜레스테롤로 나뉘는데, LDL콜레스테롤은 사람들이 알고 있는, 혈관 기름때를 쌓이게 하는 '나쁜 콜레스테롤'

이다. 대신 HDL콜레스테롤은 혈액이나 조직 내에 있는 콜레스테롤을 없애주는 것으로 '좋은 콜레스테롤'이라고 부른다. 따라서 LDL콜레스테롤 수치는 낮추고 HDL콜레스테롤 수치는 높이는 것이 좋다.

POINT 6

콜레스테롤은 세포막을 구성하는 역할을 한다. 세포막은 건물의 기둥과 같은 역할을 한다. 체내에서 콜레스테롤이 가장 많이 포함되어 있는 부위는 뇌신경조직이다. 콜레스테롤은 신경계의 정보망을 보호하는 역할을 담당하고 있나.

콜레스테롤은 스테로이드 호르몬의 원료로도 알려져 있다. 스트레스를 받는 상황에서는 부신피질로부터 코티졸이 분비된다. 또 혈압조절을 위해서 알도스테론이 분비되어, 신장의 나트륨과 수분 흡수 조절이 이루어진다. 또 남성 호르몬, 여성 호르몬 등의 성호르몬도 콜레스테롤로부터 만들어진다. 또한 장관에서 지질성분의 소화분해가 원활하게 행해지는 데 필요한 담즙산도 콜레스테롤로부터 합성된다.

3. 폐경 후 여성에게 증가하는 고콜레스테롤 혈증

혈중 콜레스테롤 수치는 나이와 성별에 따라 다르게 나타난다. 20대에서 40대 전반까지는 남성이 여성보다 혈중 콜레스테롤 수치가 조금 높다. 이 시기에는 콜레스테롤이 여성호르몬으로 합성되어 다량으로 사용되기 때문에 여성은 남성과 비교하여 낮은 수치를 나타낸다. 그러나 갱년기를 맞이할 시기에는 여성호르몬이 적게 생겨 혈중 콜레스테롤 성별 수치는 감소하게 된다. 그리고 갱년기 이후에는 여성이 남성보다 혈중 콜레스테롤 수치가 높다. 남성에게는 여성 호르몬 합성과 같이 콜레스테롤이 다량 소비되는 일이 없기 때문에 허혈성 심질환의 빈도가 여성보다 높은 편이다.

하지만 여성 또한 심질환을 가볍게 여기지 않도록 주의해야 한다. 허혈성 심질환은 나이가 더할수록 남성은 서서히 증가하게 되는 데에 비해 여성은 40대 후반부터 급격하게 증가한다. 폐경이 시작된 여성이 심근 경색 증세가 있을 경우 남성보다 생존률이 낮다. 이 사실은 심근 경색이 남성보다 여성에게 보다 치명적이라는 뜻으로 풀이될 수 있을 것이다.

4. 중성 지방도 동맥경화의 위험인자

고지혈증에서 무시할 수 없는 증세는 고콜레스테롤 혈증과 고트리 글리세리드 혈증이다. 특히 고트리글리세리드 혈증에 비만, 당뇨병, 고뇨산 혈증 등의 합병증이 나타나면 매우 위험하나, 아직까지 명확한 치료방법이 개발되지 않고 있다.

미국의 프래밍검 역학연구에서 혈중 트리글리세리드의 상승은 콜레스테롤의 변화를 수반한 것이며, 동맥경화의 독립된 위험인자인가 아닌가는 확신하기 어렵다는 결과가 나왔다. 그러나 그 후 축적된 데이터의 새로운 해석에 의해서 트리글리세리드는 적어도 50세 이상의 폐경 여성의 동맥경화질환의 독립된 위험인자라는 결과가 나와 트리글리세리드에 대한 관심이 한 번에 높아졌다.

혈중 HDL콜레스테롤이 많을수록 허혈성 심질환은 일어나기 어렵고, 혈중 HDL콜레스테롤이 적을수록 허혈성 심질환이 일어나기 쉽다. 또한 HDL콜레스테롤과 혈중 트리글리세리드는 반비례 관계에 있다. 혈중 트리글리세리드가 상승하면 혈중 HDL콜레스테롤은 저하하고, 반대로 혈중 트리글리세리드가 저하하면, 혈중 HDL콜레스테롤은 상승한다. 혈중 VLDL이 높으면, CETP(콜레스테롤 에스테르 역전송계)를 사이에 두고서 HDL로부터 LDL에의 콜레스테롤 에스테르의 전송이 늘어나고, HDL은 트리글리세리드를 받기 때문에 HDL의 콜레스테롤 함량이 적어지고 트리글리세리드 함량이 많은 입자가 증가한다. 그 결과 혈중 HDL콜레스테롤의 저하를 가져온다. 또 LDL 활성이 저하하면 VLDL의 분해가 감소하고, VLDL로부터 HDL의 생성이 감소한다. 그 결과 혈중 트리글리세리드의 상승과 혈중 HDL의 저하를 초래한다.

혈중 글리세리드와 제VII, X인자의 사이에는 상관관계가 있다. 이 연구에 따르면 VLDL 생성이 늘어날 때에는 제VII인자 합성이 높아지고, 카일로미크론(chylomicron)이나 VLDL의 분해가 저하하면 이들의 입자와 결합하는 제VII, X인자는 혈중에 머물며 높은 수치를 나타낸다. 그 결과 혈중 트리글리세리드의 상승은 보편적인 결과를 낳는다.

생체 내에서 혈전이 형성되면, 이것을 용해하여 제거하기 위해서 선용계가 늘어나지만, 혈청 트리글리세리드가 상승하면 플라스미노겐(plasminogen) 활성화 억제인자의 PAL−1의 활성을 높여 선용계를 억제하기 때문에 혈전 형성이 더욱 조장된다.

5. 리포 단백질의 종류, 작용, 대사

지질은 혈중에서는 리포 단백질이라는 형태로 존재한다. 그림 19는 리포 단백의 종류, 작용, 대사를 간단하게 정리한 것이다(그림 19).[1]

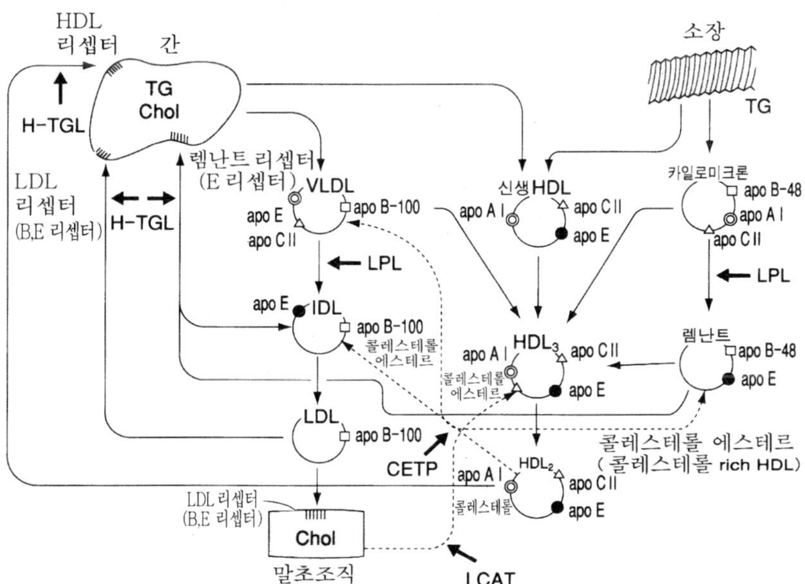

그림 19 리포 단백의 대사와 역할

(1) 카일로미크론

카일로미크론은 소장에서 만들어지는 리포 단백이다. 그 95 %가 트리글리세리드이고, 단백질은 몇 %밖에 포함되어 있지 않다. 카일로미크론에 포함되어 있는 리포 단백에는 아포(apo) B−48이라는 구조단백 외에 아포 CⅠ, CⅡ, CⅢ, 아포 AⅠ, AⅡ 등이 있다.

혈중 카일로미크론은 LPL(리포단백 리파제)의 작용에 의해서 트리글리세리드가 분해되어 렘난트로 된다. 이때 콜레스테롤 에스테르에 풍부한 HDL_2로부터 혈중 CETP의 촉매작용에 의하여 콜레스테롤 에스테르가 렘난트로 전송된다. 카일로미크론의 이화 과정에서 HDL_3가 새로이 합성된다. 렘난트는 아포 B−48이라는 구조 단백 외에 아포 E라는 리셉터의 표적 단백질까지 포함한다.

트리글리세리드의 분해 과정에서 생긴 지방산은 말초조직에 섭취되어 β산화에 의해서 ATP를 생성하여 에너지원이 되든가, 다시 에스텔화하여서 트리글리세리드로 축적된다. 렘난트는 간으로 운반되어 아포 E로만 결합하는 렘난트 리셉터(E리셉터)에 의해서 간세포에 섭취되어 처리된다. 이때 간세포 유래의 트리글리세리드 리파제(H−TGL)가 관여한다.

(2) VLDL, IDL, LDL

병의 원인이 몸속에 있는 성질을 내인성이라 한다. 트리글리세리드는 내인성이다.

간에 섭취된 지방산으로부터 트리글리세리드가 만들어진다. 이 내인성 트리글리세리드를 말초조직에 운반하는 리포단백이 VLDL이다. VLDL의 75 % 가 물에 녹지만 카일로 미크론과 비교하면, 단백질과 인지질의 함량이 많다. VLDL에는 아포 B−100, 아포 CⅠ, CⅡ, CⅢ, 아포 E 등의 아포 단백이 포함되어 있다. 혈중 VLDL은 LPL에 의하여 트리글리세리드가 분해되어 IDL이 된다. VLDL에 포함되는 아포 CⅡ는 LPL의 활성화에 중요한 역할을 한다.

IDL은 아포 E를 포함하여 간의 렘난트 리셉터와 결합하여 간에서 처리되든가 LDL이 되어 간 및 말초조직의 LDL(아포 B, 아포 E) 리셉터와 결합한다. LDL리셉터의 표적단백은 아포 B-100이다. LDL리셉터를 사이에 두고 섭취된 콜레스테롤은 세포의 증식, 보전에 이용된다.

LDL리셉터를 사이에 두고 세포 내에 콜레스테롤을 섭취하면 여분의 콜레스테롤은 ACAT[아실 CoA콜레스테롤·아실(acyl) 전이효소]의 작용에 의해서 다시 콜레스테롤 에스테르로 변하여 세포 내에 축적된다. 또 HMG-CoA(히드록시 메틸글루타릴 CoA) 환원효소가 콜레스테롤 합성의 율속(律速)효소의 단계에서 콜레스테롤의 합성과 세포 표면에 의한 재공급이 감소되면 네거티브 피드백 기구가 작용한다. 이때 축적된 과잉 콜레스테롤의 흡수량이 조절된다. 조절 과정을 LDL 패스웨이라고 부른다.

한편, 혈중의 변성 LDL은 스캐빈저 리셉터가 있는 마크로파지에 흡수된다. 이 과정을 스캐빈저 패스웨이(scavenger passway)라고 부른다. 스캐빈저 리셉터는 콜레스테롤의 과잉된 흡수를 방지하는 네거티브 피드백 기구가 있지 않기 때문에 거의 무제한으로 변성 LDL을 흡수해버린다. 마크로파지는 콜레스테롤 에스테르가 풍부한 포말세포가 되어 아테롬 경화소(硬化巢 : 몸의 조직이 굳어지는 것)를 형성한다.

(3) Small dense LDL

혈중 트리글리세리드의 증가와 소형 고비중의 Small dense LDL의 증가 사이에는 관계가 있다. 증가한 VLDL이 트리글리세리드와 LDL의 콜레스테롤 에스테르는 CETP의 작용에 의해서 교환된다. 더욱더 증가한 LDL 트리글리세리드는 HTGL에 의해 분해되기 때문에 LDL 중의 콜레스테롤 에스테르와 트리글리세리드가 감소하여 Small dense LDL이 형성된다. Small dense LDL은 다가 불포화 지방산의 함유가 많고, 또 입자 표면이 지방층의 유리 콜레스테롤 함량이 적어 이(易)산화성이고 산화 LDL이 되기 쉽다. Small dense는 LDL 리셉터와의 친화력이 낮기 때문에 마크로파지에 흡수되기 쉬우며 아테롬 동맥경화소

를 형성하기 쉽다. 이런 이유로 small dense는 동맥경화의 독립된 위험
요인으로 지적된다.

(4) HDL

HDL은 간과 장관에서 주로 만들어지는데, 카일로미크론이나 VLDL
의 대사 과정에서도 일부 합성된다. HLD의 구조를 형성하는 데에 꼭
필요한 아포 AⅠ 외에 아포 AⅡ, 아포 CⅠ, 아포 CⅡ, 아포 CⅢ, 아포
E가 포함된다. 아포 AⅠ은 HDL의 구조 단백으로 작용할 뿐만 아니라
유리 콜레스테롤을 콜레스테롤 에스테르로 바꾸는 LCAT(레시틴 콜레
스테롤 아실트랜스훼라제)를 활성화하는 역할도 한다.

HDL은 LCAT의 작용에 의해서 말초조직이나 마크로파지로부터 여
분의 콜레스테롤을 역전송하는 역할을 한다. 이 역전송의 메커니즘으
로는 CETP를 사이에 두는 것과 HDL이 간에 처리되는 것을 생각할 수
있다.

(5) LPa

최근 부각되고 있는 LPa('엘피스몰에이' 또는 '엘피리틀에이'라고
함)은 1963년에 노르웨이의 Berg에 의해서 발견된 물질이며, 이후 연
구에서 동맥경화의 독립된 위험인자로서 주목받게 되었다. LPa의 특
유한 아포 단백인 apo(a)는 간에서 합성되는 플라스미노겐과 구조적으
로 동일한 것으로, 혈액 응고계와 연관이 깊다. 또한 플라스미노겐과
경쟁적으로 작용하여 선용계를 방해하고, 동맥경화를 진행시킨다는
사실이 입증되었다. 또 동맥벽에 지방의 침착을 촉진하는 작용도
한다.

(6) 귓불의 주름으로 진단할 수 있는 동맥경화

실제로 동맥경화를 앓고 있어도 심근경색이나 뇌혈전 등의 질환을
동반하지 않으면 자가진단이 어렵다. 동맥경화의 합병 증세를 알지 못

하는 경우가 많고, 종합검진 등으로 심전도나 안저검사를 할 때 이상 증세를 발견하고서야 동맥경화를 알게 된다. 표면상으로 자각되는 증상이 있다면 조기 진단이 가능하다.

미국의 프랭크(Frank)는 귓불 주름의 변화와 동맥경화와의 관계에 대하여 보고한 바가 있다. 귓불에 주름이 있는 경우에는 동맥경화를 의심해 볼 수 있으며, 허혈성 심질환이 발병할 우려가 높다는 연구 결과를 발표하였다. 그 후 연구에서 귓불에 주름이 있을 때에는 허혈성 심질환의 발생 빈도에 있어 남성은 29 %, 여성은 8 %라는 남녀차가 있음을 밝혔다. 또 연령별로 보면 고령지기 압도적으로 많았다. 귓불에 주름이 있을 경우에는 없는 경우에 비해 심전도 이상이나 고혈압의 합병 증세가 나타날 비율이 2배 가까이 높았으며, HDL콜레스테롤이 낮고 동맥경화로의 진행과 관계가 있는 리포 단백의 아포 B가 증가하고 있다는 사실도 보고되었다.

귓불 주름 부분의 조직을 현미경으로 관찰해 보면, 피부의 탄력섬유가 파괴되어 있었다. 이는 피부 전체가 위축되어 있는 것이고, 동맥경화와의 관계로 생각할 수 있다. 즉, 동맥경화의 진행과 함께 귓불 모

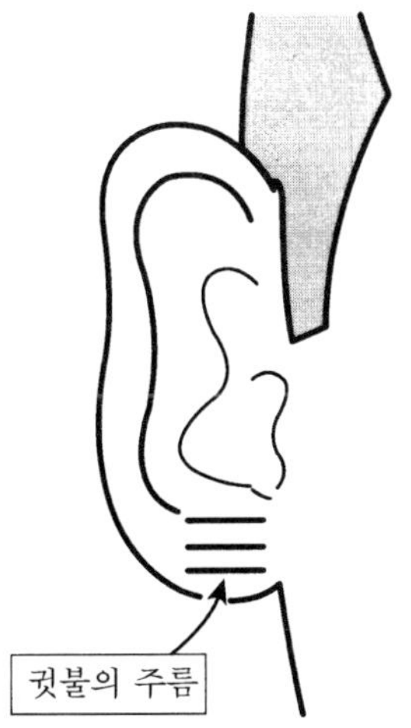

그림 20 귓불의 주름은 동맥경화의 보조 변수

세 혈관의 혈액량이 감소하면 탄성섬유의 파괴나 피부의 위축이 생겨 귀의 주름이 형성되는 것이 아닌가 하는 예상도 가능하다.

POINT 7

동맥경화가 진행되기 쉬운 상황이 나타날수록 귓불의 주름이 생기기 쉽다. 동맥경화와 합병 증세를 보이기 쉬운 병은 당뇨병이다. 당뇨병 환자의 귓불 주름의 출현 빈도는 30.4 %로, 정상인의 수치 8.3 %와 비교하여 매우 높은 편이다.

6. 지질의 적정 수준

혈청 지질의 적정 수준은 보통 총 콜레스테롤 220mg/d*l* 미만, 중성 지방 150mg/d*l* 미만, HDL콜레스테롤 40mg/d*l* 이상, LDL 콜레스테롤 150mg/d*l* 미만이다. 당뇨병 환자에게는 동맥경화가 올 위험이 높기 때문에 총 콜레스테롤 200mg/d*l* 미만, 중성 지방 120mg/d*l* 미만, HDL콜레스테롤 40mg/d*l* 이상, LDL콜레스테롤 120mg/d*l* 미만으로 지질을 조절해야 한다.

참고문헌

1) 나리미야 마나부 : 당뇨병과 지질, 임상영양 79 : 285-289, 1991

제 **2** 부

생활습관병과 식이·운동요법

Ⅶ 식이요법

A. 식이요법은 왜 어려운가

당뇨병 환자에게 '먹는 것에 흥미가 있는가, 운동은 좋아하는가'라는 질문을 해보면 표 9에 나타난 것과 같이 먹는 것에는 관심이 많고 운동은 좋아하지 않는다는 사람이 많다. 생각해보면 당뇨병, 비만, 고지혈증 환자의 식이·운동요법은 환자들이 가장 싫어하는 치료 방법이다. 때문에 식사 제한과 적극적인 운동을 강요하면 치료 자체가 불가능할 수도 있다.

병에 걸린다는 것은 건강한 '일상생활'에서 '비일상적인 생활'로 옮겨가는 것을 의미한다. 치료에 의해 질환이 치유되면 다시 건강한 일상생활로 돌아갈 수 있다. 그리고 병에 걸린 후 '비일상적인 생활' 기간만 참고 치료를 받으면 완전히 치유될 수 있다. 그렇지 않을 경우 병세가 악화된다.

생활습관병을 치료할 때에는 의학적인 방법에만 의존할 것이 아니라 식이요법과 운동요법을 병행하면 더 큰 효과를 볼 수 있다. 습관을 고치는 것이 생활습관병의 주된 치료인 만큼 식이요법과 운동요법은 중요하다.

표 9 당뇨병 외래 통원환자 326명에 대한 앙케트 조사

먹는 것에 대한 흥미	있다		없다
	87 %		13 %
신체를 움직이는 일	좋다	어떤 쪽도 아니다	싫다
	17 %	41 %	42 %

POINT 8

당뇨병, 비만, 고지혈증 환자들은 '잘못된 일상 습관'에만 머물러 있으면 안 된다. 식이요법, 운동치료를 지속적으로 해야 한다. 일시적인 치료만으로는 병을 고칠 수 없다.

B. 잘 먹는 방법

현재 일본에는 BMI(body mass index) 25 이상의 비만자(연령 15세 이상)가 남성 1,300만 명, 여성 1,000만 명으로 추정된다. 2000년 국민 영양조사 결과에서는 에너지의 영양소별 섭취구성비에서 지질은 26.5%이고 특히 10대, 20대 젊은 세대의 지방 섭취량이 대체로 높게 나타났다. 여기서는 포식이 주요 요인으로 추정된다. 반면 야생동물에게는 비만이 없다. 왜 인간에게만 비만이 있는 것일까?

식욕은 뇌의 시상하부에 있는 식욕중추에 의해서 조절된다. 야생동물은 에너지의 양을 식욕중추에 의해 조절한다. 식욕중추가 에너지 양을 조절하므로 야생동물에게는 비만이 생기지 않는 것이다. 인간도 식욕중추에 의해 조절이 가능하지만, 대뇌가 현저하게 발달하였기 때문에 감정이나 기분에 의해서 대뇌가 식욕중추에 지나치게 개입을 하여 에너지가 부족하지 않아도 식욕 충동을 일으키는 것이다.

에너지 충족 이외에 식욕 충동을 억제하지 못하는 경우도 있다. 예를 들어 젊은 여성에게 많은 신경증세의 하나로 주말 과식증이 있다. 주말 과식증은 스트레스 발산의 수단으로, 식욕 충동을 억제하지 못하여 비만이 생긴다. 또 스트레스가 많을 때는, 당질이 많고 단것을 먹고 싶어하는 경향이 있다. 이와 같은 현상을 "Carbohydrate craver"라고 부른다. 단 음식을 섭취하면 뇌의 시상하부에서 세로토닌(serotonin)이 분비되는데, 이 세로토닌은 스트레스를 해소하는 데 도움이 된다. 즉, 단 음식을 섭취하는 것을 스트레스 해소의 한 방법으로 볼 수도 있다.

표 10 잘 먹는 비결 5가지

---

 1. 생각하는 식사에서 맛보는 식사로
 2. 양보다 질을 우선시하기
 3. 밥을 꼭 먹자— 주식, 생선, 야채를 적절하게 섞어 먹기
 4. 잘 씹으면서 섭취하기
 5. 식사와 운동을 병행하기

　스트레스가 쌓이면 단 음식과 알코올을 찾고 비만이 되는 것이 인간의 숙명일지도 모른다. 따라서 비만의 예방과 치료에는 대뇌의 상태를 어떻게 조절하는가가 중요하다.

　다음으로 우리들은 어떠한 식생활을 하면 좋은가를 생각해 보자. 표 10에는 잘 먹는 비결 5가지가 소개되어 있다. 첫째는 '생각하는 식사에서 맛보는 식사로'라는 것이다. 최근에 읽은 책에서 '지적인 것에는 기억이 있지만 정적인 것에는 기억이 없다.'라는 대단히 재미있는 말을 보았다. 신문기사는 한 번 읽으면 다시 읽기가 싫다. 반면 베토벤 제9번 연주는 매년 들어도 싫증나지 않는다. 신문은 정보 입수를 목적으로 읽고, 제9번 연주곡은 연주가의 연주에 계속 감동을 받기 때문이다. 즉 신문기사는 지적인 것으로서 좌뇌가, 제9번 연주곡은 정적인 것으로서 우뇌가 관여하고 있기 때문에, 연주는 기억이 없어 질리지 않는다.

　필자의 은사인 아베 마사카즈[阿部正和, 전 도쿄 지케이카이(慈惠會)의과대학 학장] 선생이 자주 하신 말 중에 "의(醫)는 과학에 의해서 만들어지는 예술이다."라는 말이 있다. 과학이 의학뿐만 아니라 일본의 고도경제 성장을 가져왔다. 과학은 시스템적 사고로 바꾸어 말할 수 있다. 예를 들어 도카이도 신칸센(東海道新幹線)은 도쿄·오사카 간의 여행시간을 단축하는 결과를 만들어냈다. 이와 같이 다른 요소를 가미하여 하나의 요소를 최대한으로 살리는 사고가 시스템적 사고방법이다. 한편, 에도(江戶, 옛날의 도쿄) 지역의 이세(伊勢)참배는 에도에서 이세신궁으로의 여행 경험이 참배자의 정신적인 양식이 되었으

며 신칸센의 영향을 그다지 받지 않았다.

여기서 비만증의 식이요법으로 눈을 돌려보자. 효율적으로 체중을 줄이는 것에 초점을 맞추어 시스템적 사고로 과학으로서의 영양학을 적용해야 한다. 즉, 체중 감량을 위해 무엇을 섭취하여야 하는가를 지도한다.

POINT 9

그래서 맛이 덜하더라도 소금 사용을 자제하고, 간장, 저칼로리 감미료, 몸에 좋은 마가린 등을 사용한다. 그러나 맛이 없기 때문에 이 방법은 지속력이 떨어진다. 다이어트를 싫증내지 않고 계속하기 위해서는 우뇌를 더 사용하는 식사를 할 필요가 있다.

둘째는 '식사의 양보다 식사의 질을 우선시하자'이다. 현대인은 단 음식, 기름진 음식 등을 즐기는 경향이 있다. 다이어트에서 칼로리를 높이는 햄버거, 카레라이스, 라면, 비스킷 등 단맛, 기름기 있는 음식부터 자제하지 못하는 경향이 있다. 게다가 하루치 식염 섭취량은 1987년부터 다시 증가하고 있으며, 1999년에는 12.6g에 달하였다. 증가 원인으로는 인스턴트식품, 레토르트 식품, 냉동식품, 패스트푸드 등으로부터의 무자각적인 염분 섭취를 들 수 있다. 미각에는 단맛, 짠맛, 쓴맛, 신맛 등이 있는데, 이 중 쓴맛이나 신맛은 다른 맛과 잘 조화하면 소량만 사용해도 맛을 낼 수 있다. 신생아는 모유에 있는 유당의 단맛과 지방분이 입에 맞기 때문에 모유가 맛있다고 느끼고 단것, 지방질인 것을 좋아하게 되는 등, 미각의 발달이 늦다. 단것, 기름진 것을 제한하여 그것을 받아들이는 미각이 발달하지 않으면 식사의 질을 높일 수가 있다.

신토불이(身土不二), 즉 태어난 곳의 음식이 자신의 몸에 가장 잘 맞는다는 말처럼, 미각은 정착하는 곳에 따라 달라질 수 있다.

일본의 경우 가장 좋은 상차림 방법은 카이세키 상차림법이다. 카이세키 요리에서는 음식이 소량으로 나오며 음식의 양보다 질을 우선시한다. 카이세키 요리는 차를 마시며 노는 일본 문화에서 유래한 것으로, 카이세키 상차림법을 실생활에 적용하면 좋을 것이다.

셋째는 '밥을 꼭 먹자'는 것이다. 최근 초등학생들은 학교 급식 때 한 가지 음식만 먹으려고 한다. 이는 먹는 방법이 전통식에서 서양식으로 변화한 것을 의미한다. 즉, 주식, 부식이 없다. 일본 한 병원의 간호부의 말에 따르면, 패스트푸드의 보급이 일본인의 식생활 형태에 큰 영향을 주고 있다고 한다. 이 병원의 당뇨병 입원 환자에게 병원 식단에 대한 평을 들어보았더니 대부분이 "반찬이 저고 밥이 많다."고 말하였다. 비교를 위해 병원 레지던트에게도 병원 식사를 먹도록 하였더니, 그는 대식가여서 점심 식사로 볶음밥과 불고기를 전부 먹었다고 하였다. 그래서 검식만으로는 도저히 부족하지 않느냐고 물었더니 검식만으로도 배가 부르다고 대답하였다.

POINT 10

지방이 많은 식사는 뇌의 식욕중추를 자극하여 식욕을 증가시킨다. 또 당뇨병 환자에게 과식을 주의시키면 환자들은 밥의 양은 줄이고 반찬과 간식을 더 먹으려는 역효과를 보인다. 그 결과 비만이 조장되어 혈당 컨트롤이 악화되는 것이다. 식사를 할 때에는 밥 등의 주식과 고기, 생선, 야채 등을 균형 있게 섭취해야 한다.

넷째 '잘 씹으면서 식사하기'에 대해 생각해보자. 식사할 때 잘 씹으면 혀나 이의 감각센서로부터의 자극이 삼차신경 중뇌로핵(中腦路核)에 전달되고, 시상하부에 이르는 경로를 사이에 두고 히스타민 신경계가 활성화된다. 활성화된 히스타민은 뇌의 시상하부의 식욕중추에 작용하여 식욕을 억제하고 교감신경계를 자극하고 갈색지방세포의 에너지 소비를 증대시킨다. 의대생 18명을 대상으로, 식사 전에 10분간 덴탈 껌을 씹게 한 집단과 씹지 않게 한 집단으로 나누어 국수를 배부를 때까지 씹지 않고 마시게 하였더니 섭취량은 씹은 쪽이 더 적었다고 한다.[1] 또 20~30세대 남성 8명을 대상으로 한쪽은 755kcal의 식사량을 튜브를 이용하여 먹게 하고 다른 한쪽은 잘 씹어 먹게 하였더니 전자의 DIT(diet-induced thermogenesis ; 식사유발성 열생산)가 후자의 1/4에 불과하였다.[2]

다섯째로 '식사와 운동을 병행하는 것이 식이요법의 효과를 증가시킨다.'에 주목할 필요가 있다. 운동 요법에 관해서는 후반부에서 자세하게 다루기로 한다.

POINT 11

앞의 실험 결과처럼, 감촉이 부드러운 음식을 섭취하거나 식사를 빨리 하면 식사량이 는다는 사실은 지방이 축적되어 비만을 일으키기 쉽다는 뜻으로 풀이할 수 있다. 서양식과 일본식의 씹는 횟수와 식사시간을 비교하면 서양식은 씹는 횟수가 일본식의 반이고, 식사시간도 반인 것으로 나타났다. 어떤 종류의 음식을 먹는가도 중요하다.

C. 비만의 식이요법

2형 당뇨병 환자들은 당뇨에 걸리기 전에 비만 증세가 있는 경우가 많다. 여기서는 우선 다이어트의 방법과 실제에 대한 설명부터 하겠다.

1. 다이어트 방법

다이어트 방법은 크게 단기형과 장기형으로 나눌 수 있다. 단기형은 단시간에 급격한 체중 감소를 목표로 하는 것으로, VLCD(초저칼로리식) 등의 저에너지식을 이용하는 방법이다. 장기형은 식생활에서 잘못된 부분을 수정하여 건강식을 계속 먹는 것을 목표로 하는 것이다. 그리고 장기형의 보조 수단으로 특정 보건용 식품을 섭취할 수 있다. 수액요법 분야로는 유지 보액(補液)과 보정 보액이 있다. 유지 보액이란, 체내의 물·전해질 밸런스를 유지하여 인체에 부담이 적은 보액이다. 대부분 유지 보액을 먹는 것만으로도 체액 밸런스의 흐트러짐이 개선된다. 한편, 보정 보액이란, 신부전 등에 의해서 체내의 물·전해질 밸런스의 흐트러짐에 의한 장애가 있는 경우에 그 흐트러짐을 단기간에 적극적으로 보정하는 보액이다. 고도비만이나 비만에 의한 합병증이 진행되고 있는 경우에는 VLCD와 같은 단기형의 보정 보액의 치료를, 비만이 경도로 비만에 의한 합병증이 인정되고 있지 않은 경우에는, 장기형의 유지 보액에 상응하는 건강식을 권한다. 단기형 요법을 실행할 때에 장기형으로 식이요법을 바꿔도 무리는 없다.

다음으로 저에너지식을 이용할 때 주의할 점을 설명하겠다. VLCD이란 Very Low Calorie Diet(초저칼로리식)의 약자로, 유럽과 미국에서 사용하는 난치성의 고도 비만에 대한 치료법이다. 이 방법은 단백질, 비타민, 미네랄 등을 필요충분량만큼 투여하고 당질과 지방을 최대한 줄여, 포뮬러식(formula食) 방법만으로 에너지량을 420kcal까지 억제하고, 에너지원을 체지방으로 하여 체중 감량을 시도하는 방법이다. 포뮬러식만으로는 1개월에 7~8kg의 감량효과를 얻을 수 있지만, 장기적으로 계속하는 것은 곤란하며, 2개월 이후에는 포기해버리는 사례가 많다. 그래서 일반식과 포뮬러식을 병행하는 방법도 행해지고 있으며, 이 방법으로는 1개월에 4~6kg의 감량효과를 볼 수 있다.

VLCD법은 비만에 당뇨병, 고혈압 등의 합병증을 수반하고 있는 환자의 치료에 효과가 있다. VLCD법은 바닐라 맛, 딸기 맛, 초콜릿 맛 등 종류가 한정되어 있고, 물에 녹여서 섭취하기 때문에 포만감이 없으며, 소화기 장애를 일으킬 수 있는 단점이 있다. 그래서 VLCD법은 환자의 성격에 따라 성공 여부가 결정된다. 그리고 스트레스에 대한 적응력이 없고, 스트레스에 의하여 불안이나 혼란이 생기기 쉽기 때문에 효과는 그다지 기대할 수 없다. 따라서 VLCD법을 사용할 때에는 내과의사, 간호사, 영양사, 정신과의사 등의 보살핌이 필요하다.

2. 왜 다이어트는 계속하기 어렵나?

엘리베이터를 타다 보면, 사람들은 조금 기다리면 문이 자동적으로 닫히는데 기다리지 못하고 닫기 버튼을 눌러버리는 것을 볼 수 있다. 다이어트를 할 때도 마찬가지이다. 사람들은 곧바로 결과를 보고 싶어 하기 때문에 체중계와 매일 눈싸움을 하면서 체중이 순조롭게 줄지 않는다고 빨리 포기해버리기 일쑤이다. 본인은 의식하고 있지 않아도 '이렇게 견디며 버티었는데'라는 심리가 작용하는 것이다. 그 스트레스가 축적되면 결국 폭발하여 충동적으로 음식물을 섭취하게 된다.

POINT 12

많은 사람에게 권할 수 있는 다이어트는 단기 요법이 아니라 장기 요법이다. 장기 치료 요법은 처음부터 무리할 필요가 없다. 예전에 실패했던 경험을 잊고 식사를 하며 운동을 즐기다보면 체중이 주는 것을 느낄 수 있다. 체중 감량에 성공하는 사람들은 장기 요법을 실행한 사람들이다.

3. 다이어트를 계속하기 위한 방법은 무엇인가?

POINT 13

식탐이 많거나 운동을 싫어하는 사람이 당뇨병에 걸리기 쉽다. 그것을 전제로 식사 · 운동치료법을 생각하지 않으면, 과학적으로 아무리 우수한 방법을 사용해도 다이어트를 하기 어렵다. 과식에 대한 대책으로 맛있는 음식을 조금만 즐긴다거나 맛있는 음식을 피하려는 계획이 필요하다.

비만증이나 당뇨병으로 진단받은 사람이 간식이나 외식을 자제하면 처음에는 참다가 곧 폭식하게 되는 경우가 많다. 채플린의 <라임라이트(limelight)>라는 영화에서 채플린은 부상당한 댄서에게 이렇게 말한다. "인생에 있어서 중요한 것은 희망과 용기와 약간의 돈이다." 채플린의 말처럼 치료의 성공 여부에도 환자의 희망(의지)이 중요하다.

최근에는 의학의 발달로 좋은 약이 많아졌다. 예를 들면 폐렴은 몇 주 이내에 약물로 고칠 수 있다. 그런데 비만증이나 당뇨병은 진단받고서부터 장기간에 걸쳐서 치료를 해야 하며, 이때 환자는 기나긴 싸움에서 희망을 버려서는 안 된다.

POINT 14

비만증이나 당뇨병의 식이요법을 계속할 수 없을 경우에는 "3개의 희망"이라는 방법을 권한다. 첫 번째 작은 희망은, 주 1회, 예를 들면 매주 월요일을 과자의 날로 정해 과자를 하나 맛보는 것이다. 두 번째 희망은 매월 둘째 날을 외식의 날로 정해서, 2일, 12일, 22일에는 포크커틀릿, 튀김 등 좋아하는 음식을 파는 단골집을 찾아다니는 것이다. 마지막으로 세 번째 큰 희망은 1년에 1~2회 여행을 하여 휴양지에서 휴식을 갖는 것이다.

비만의 주요 원인이 단 음식, 기름진 음식의 과잉 섭취이므로 이런 식품들을 먹는 날을 한정하는 것이 "3개의 희망"이다. 이 방법은 환자에게 포만감을 느끼게 하여 스트레스를 줄이는 효과가 있다. 단, 소량만 먹어야 비만이 재발될 가능성이 없다.

POINT 15

식이요법도, 맛있는 과자나 초밥도 이제 며칠만 참으면 맛볼 수 있다고 생각하면 계속할 수 있지 않을까? 착실한 환자들은 식이요법을 완전하게 지켜야 한다는 강박관념을 가지고 있다. 그러나 장사를 하고 있어도 매일 흑자를 낸다는 법이 없듯이 실패한 날에도 주 단위, 월 단위로 목표를 정하는 것이 좋다. 다이어트도 장기간에 걸친 계획이 있어야 성공한다.

등산을 하고 있을 때 피곤해서 더 이상 걸을 수 없다고 생각해도, 안개 사이로 정상이 보이면 조금만 더 견디자는 생각이 들게 마련이다.

일본식과 소량식을 비교하는 어느 강연회에서 흥미로운 의견이 나왔다. 어떤 젊은 여성이 "육류는 줄이고 생선 중심으로 식단을 바꾸는 것이 좋다는 것은 알고 있지만, 어려서부터 육식 중심의 식생활에 길들어져서 좀처럼 식생활을 바꿀 수가 없습니다."라고 했다. 두 번째 의견은 어떤 노의사의 의견이었는데, 그는 "우리들과 같이 전쟁을 경험한 세대들에게는 밥을 배불리 먹는 것과 음식을 남기는 것은 분에 넘치는 것입니다."라고 했다. 이 의견들을 어떻게 받아들이면 좋을까?

먼저 육식 중심의 식사를 어떻게 생선 중심의 식사로 바꿀 것인가를 생각해보자. 메이지 시대는 서양을 쫓되 그들을 앞지르려는 목표가 있던 시대였다. 서양인이 강한 것은 고기를 먹기 때문이라고 생각하여, 메이지 사람은 강하게 되기 위해서 고기를 먹기 시작했다. 즉, 몸에 좋기 때문에 약 먹듯 고기를 먹기 시작하여 고기 본래의 맛을 알게 된 것이다. 미각이라는 것은 원래 길들여지는 것인데, 몸에 좋다고 약처럼 받아들인 것이 입맛까지 바꾼 것이다. 최근에는 우롱차와 붉은 와인이 일본에 널리 퍼져 있다. 얼마 전까지는 보리차를 많이 마셨지만, 젊은 여성들이 뱃살을 빼기 위해 우롱차를 마시기 시작하였다. 우롱차는 일본 여성의 필수품이 되었다. 붉은 와인의 경우는 폴리페놀이 동맥경화에 좋다고 해서 마시기 시작하여 붐을 일으키고 있다.

POINT 16

생선에는 n-3 지방이 많고, n-3 지방이 동맥경화에 좋다는 사실이 알려져 일본인들은 약 먹듯 생선을 먹기 시작하였다. 이렇게 시작하다 보니 이제 일본인들은 진짜 생선의 맛을 알게 되었다.

다음으로 포만감을 느끼기 위한 방법을 이야기해보자. 환자들은 작은 그릇을 사용하는 것이 좋다. 작은 그릇에는 밥을 조금만 담아줘도 많이 먹었다는 기분이 들므로 다이어트에 효과적이다.

POINT 17

남성은 여성용 그릇을, 여성은 어린이용 큰 그릇을 사용해보자. 조금 작은 그릇이면 똑같은 양을 먹어도 많이 먹었다고 느껴진다. 또 보통 양의 80 %를 담으면 포만감이 느껴지지만 80 % 미만을 담으면 포만감을 못 느끼므로, 음식을 담을 때는 그릇의 80 %를 담는다.

D. 당뇨병의 식이요법

1. 의의

당뇨병의 식이요법에 관해 기초적인 면부터 살펴보면, 식이요법의 효과는 표 11이 나타내는 바와 같이 췌장B세포에 대한 효과와 말초조직에 대한 효과로 나눌 수 있다.

(1) 췌장B세포에 대한 효과

췌장B세포에 대한 효과로는 인슐린 과잉분비와 합성자극의 감소를 들 수 있다. 당뇨병 환자는 인슐린 분비가 저하되기 때문에, 식사량을 최소한으로 줄이고, 체내의 인슐린 수요를 절감하여, 췌장B세포의 부담을 줄이지 않으면 안 된다. 그래서 문제가 되는 것이 인슐린의 과다분비와 합성 자극이 정말로 췌장B세포를 쇠하게 하는가이다. 다른 내분비 세포와 마찬가지로 췌장B세포도 자극에 의해서 비대·증식한다. 고혈당 상태는 인슐린의 합성과 분비를 함께 촉진한다. 그러나 고혈당

표 11 당뇨병 식이요법의 의의

1. 췌장 B세포에 대한 효과 　　인슐린의 과잉분비 및 합성 자극의 감소 　　인슐린 분비의 반응성 개선
2. 말초조직에 대한 효과 　　인슐린 감수성 개선

이 장기간 지속되면, 췌장B세포가 쇠하여 기능은 위축되고 조직적으로는 유리 모양으로 변하는 현상을 볼 수 있다. 이 피로성 위축은 다른 내분비 세포에는 나타나지 않는 췌장B세포의 특이성이다. 따라서 췌장B세포는 다른 내분비 세포와 같이 자극에 대해서 무한히 증식할 수 없다.

Seltzer 등은 정상인과 톨부타미드(tolbutamide)에 반응하는 당뇨병 환자 및 톨부타미드에 반응하지 않는 당뇨병 환자의 3군에 대해 15 %의 글루코스액을 하루 3~4 ℓ, 7일간 지속적으로 투여했다. 그리고 아침 식사 후 1시간 동안 혈중 인슐린 농도를 실험 초기 조기 공복 때의 값과 각각 비교하였다. 그림 21과 같이 정상인과 톨부타미드 반응집단에

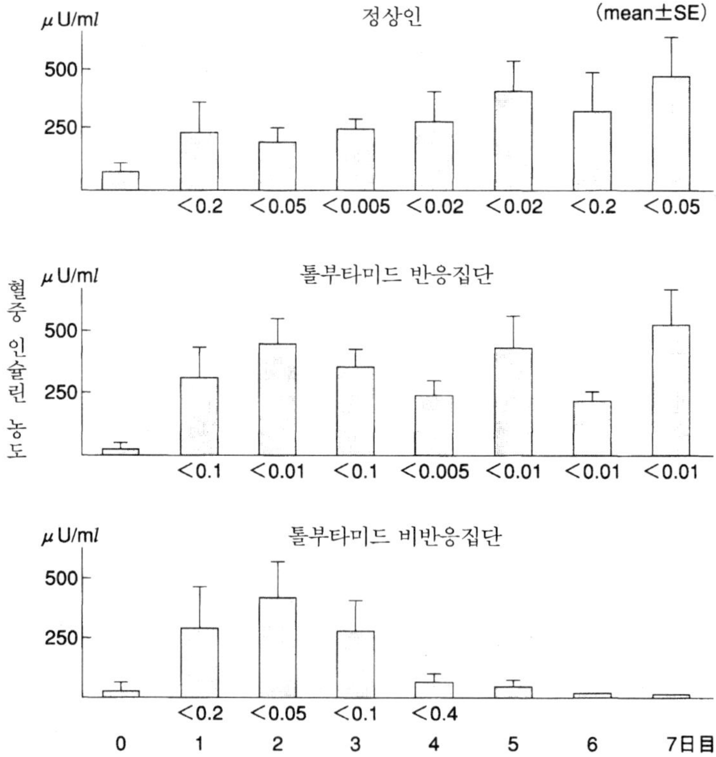

그림 21　(Seltzer HS, et al. : Diabetes 13 : 6-13, 1964)

서는 상승한 혈중 인슐린 농도가 유지되고 있는 데 비해 톨부타미드 비반응군에서는 일단 상승한 후, 서서히 감소하다. 이것은 지속성 고혈당이 당뇨병 환자의 췌장B세포의 쇠퇴를 가지고 올 가능성을 보여준다.

니키(仁木) 등은 KK마우스(실험용 쥐의 일종)의 췌장 랑게르한스섬의 인슐린 생합성능을 조사하였다. 생후 4개월 된 어린 마우스의 비대한 췌장 랑게르한스섬의 인슐린 생합성능은 비대하지 않은 췌장 랑게르한스섬의 인슐린 생합성능과 비교하여 이상하게 늘어나고 있는데, 생후 13개월의 마우스에서는 비대한 췌장 랑게르한스섬의 인슐린 합성능이 오히려 낮아진 것으로 나타났다. 이 결과는 인슐린 합성을 계속 강요한 췌장은 머지않아 쇠퇴하여 인슐린 분비부전에 빠질 가능성이 있음을 보여준다.

3대 영양소 중 인슐린의 합성과 분비 모두를 자극하는 것은, 글루코스, 과당 등의 당질로 한정되어 있다. 한편, 지방산, 아미노산 등의 영양소나 카데골아민, 술포닐 요소제(SU제) 등은 인슐린 분비를 자극하지만 인슐린 합성은 촉진하지 않는다. 그리고 인슐린 분비만을 자극하는 이들 물질에 의해서는 보통 췌장B세포의 피폐성 위축은 일어나지 않는다고 나타났다. 췌장B세포의 피로성 위축을 볼 때, 인슐린 합성을 자극하는 유일한 물질인 당질을 제한하는 것이 의미가 있어 보인다.

(2) 말초조직에 대한 효과

다음으로 말초조직에 대한 효과에 대해 살펴보자. 당뇨병 환자에게는 근육조직, 지방조직 등의 말초조직의 인슐린 감수성이 저하하는 것으로 알려져 있다. 그 원인으로는 인슐린 작용 부족에 의한 고혈당의 지속, 혈중 유리지방산의 상승, 말초조직의 인슐린 리셉터 수의 감소나 기능저하, 말초조직의 당대사 율속효소 활성의 저하 등이 관여하기 때문이 아닐까 추정한다.

비만이 말초조직의 인슐린 저항성을 증대시킨다는 것은 잘 알려져 있지만, 2형 당뇨병 환자에게는 비만의 합병증이 자주 발견된다. 당뇨병 식이요법에서 에너지 제한을 하는 것은 비만의 개선을 촉진하기 위해서이다.

영양소의 차이에서 볼 때, 말초조직의 인슐린 감수성에 대한 영향에 관해서는 아직 명확한 결과를 얻지 못하고 있다. 그러나 혈중 유리 지방산의 상승이 말초조직의 글루코스 이용을 방해한다는 사실은 잘 알려져 있다. 따라서 지방의 과다섭취는 당뇨병 환자에게 위험하다.

필자가 당뇨병에 걸린 쥐를 대상으로 실험을 해본 결과, 고 자당(蔗糖)식은 혈당을 상승시켜 말초조직의 당 이용을 방해하고, 혈중 유리 지방산 수치를 상승시켜서 인슐린 감수성을 저하시킨다는 사실이 명백하게 입증되었다.[3] 쥐의 하지관류실험의 결과에서 과당이 인슐린 감수성을 저하시킨다는 사실을 알 수 있다.[4]

단백질과 관련되는 말초조직의 인슐린 감수성에 대한 영향을 검토한 실험은 적다. 저자가 실험한 하지관류 실험에서는 콩단백이 인슐린 감수성을 증가시킨다는 결과를 얻었다.

말초조직에 대한 식이요법의 의의에서는 총 에너지의 감소 외에 지방의 제한과 당질, 특히 과당, 서당, 포도당의 제한이 바람직하다고 말할 수 있다. 단백질에 관해서는 콩단백 등의 식물성 단백질의 섭취가 바람직한 영향을 줄 것이라 예상된다.

2. 식이요법의 실제

(1) 식이요법의 과거와 현재

당뇨병 치료의 역사를 되돌아보면, 과거에는 인슐린 발견 이전에 당뇨병 환자의 치료 방법은 처참했다고 말할 수 있다. 당뇨병의 증세가 다량의 요당 배설이라는 현상으로만 보였기 때문에 식이요법의 목표도 요당을 없애는 데만 있었다. 이 때문에 식사에서도 당질을 주지 않는 방법이 식이요법의 주를 이루고 있었다.

이후 인슐린의 발견이나 검사법의 진보는 식이요법에 대한 사고전환에도 새로운 방향을 제공했다. 당질의 제한이 완화되어 당질이 풍부한 저지방식이나 자유식 등이 환자식으로 고려되었다. 그리고 칼로리의 과잉 섭취 방지를 위해 요즘에는 영양학적으로 균형이 잡힌 식이요법이 개발되고 있다.

　그림 22는 과거와 현재의 당뇨병 식이요법을 비교 종합하여 보여준다. 예전의 식이요법은 고혈당의 억제, 요당의 소실이 목표였기 때문에 식사의 내용은 당질 제한에 초점이 맞춰져 있었다. 반면, 오늘날에는 당뇨병의 증세를 기초로 하여 체내 인슐린 수요의 절감을 주목적으로 하고 있다. 하루에 필요한 최소치의 칼로리를 섭취하되 영양상조화를 이루는 것이 최근 당뇨 환자식의 주요 내용이다.

POINT 18

　과거의 당뇨병 식이요법은 내용적으로 편식이었던 것에 반해, 현재의 당뇨병 식이요법은 건강식, 보건식이라고 볼 수 있다.

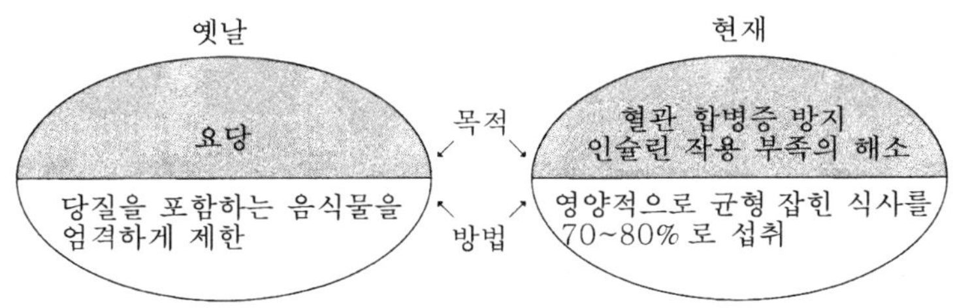

그림 22　당뇨병의 식이요법

(2) 당뇨병 식이요법은 어렵지 않다

　당뇨병 환자에게 식품교환표(p.99 참고)를 이용하여 식이요법을 시켜보면 할 수 없다고 숟가락을 내던져버리는 일이 종종 있다. 당뇨병의 식이요법은 그렇게 어려운 것일까?

　당뇨병 치료의 기본 요소는 운동요법과 식이요법인데, 확실히 식이요법은 치료식이라는 이미지가 강한 것 같다. 그렇다면 치료식의 개념을 먼저 짚고 넘어가야 할 필요가 있는데, 일반적으로 치료식이라고 하는 것은 제한식을 의미한다. 예를 들면 고혈압증의 감염식, 비만증의 저칼로리식, 신부전의 단백질 제한식 등이 그것에 해당한다. 한편, 당뇨병식은 건강식, 보호식이라고 흔히 말한다. 실제로 장수식이라고 말할 수 있는 식사 내용에는 당뇨병 환자에게 유용한 것이 대단히 많다. 제한식이라는 의미에서 당뇨병식은 치료식이 아니다. 건강한 생활을 유지하기 위하여 모든 사람에게 권할 수 있는 식사이다. 당뇨병식이 칼로리가 적은 식사라는 이미지가 강한 것은 당뇨병 환자의 대부분이 비만 등을 수반하고 있고, 이로 인해 당뇨병식에 비만을 우려한 칼로리 제한이 들어 있기 때문이다.

당뇨병식의 영양 조성은 단백질 15 %, 지질 25 %, 당질 60 % 전후로 구성되어 있다. 한편, 2000년도의 일본 국민영양조사에서는 에너지의 영양소별 구성비가 단백질 16.0 %, 지질 26.5 %, 당질 57.5 %로, 당뇨병식의 영양 조성과 거의 같은 비율로 구성되어 있었다. 즉, 당뇨병식의 3대 영양소의 비율이 일본인의 건강식과 비슷한 비율이었다.

POINT 19

식이요법을 시작한다는 것은 예전의 잘못된 식사방법을 수정하는 것을 의미한다. 당뇨병식이라면 어렵고 대단한 일이라고 망설이는 환자가 많지만, 결코 그런 것은 아니다. 식이요법이란 건강한 사람이 자신의 식욕대로 음식을 다 먹는 것이 아니라, 포만감이 느껴질 만큼 정상인이 먹는 양의 80 % 정도를 섭취하는 것이다.

(3) 식이요법의 기본 원칙

총 칼로리 과잉 섭취의 방지와 영양소의 밸런스가 당뇨병 식이요법의 2대 원칙이다. 그리고 이같은 방식을 일생 동안 계속할 것, 그리고 올바른 식생활을 기반으로 당뇨병의 혈관 합병증, 그 중에서도 동맥경화의 진행 방지를 억제하는 것도 식이요법의 의의라고 볼 수 있다.

a. 총 칼로리 과잉 섭취의 방지

제2차 세계대전으로 인한 식량 사정의 악화와 함께 당뇨병의 발병률은 감소되었다. 그리고 전쟁 후에 칼로리 섭취량의 증가로 발병률이 다시 높아졌다. 이것은 일본뿐만이 아니라 세계적인 추세이다.

칼로리의 섭취 증가는 확실히 당뇨병 발병에 중요한 역할을 하고 있다. 칼로리의 섭취 증가는 췌장B세포의 인슐린 분비 기능에 부담을 준다. 만약 총 칼로리 섭취 증가에 따라서 인슐린 분비가 왕성하게 된다면 지방 합성이 높아져 비만에 이른다. 비만은 말초조직의 인슐린 지항성을 증가시키고, 그것이 또 인슐린 분비를 촉신하는 악순환을 가져온다.

당뇨병을 관리하는 데에 있어서 식이요법, 특히 칼로리의 과잉 섭취 방지가 차지하는 역할은 크다.

b. 영양소의 균형과 식사의 질

당뇨병의 식이요법에서 또한 따져보아야 할 것이 영양소의 균형과 식사의 질이다. 생활에서 활동 강도가 Ⅲ(적당한 정도)인 경우 18~49세 남성의 하루 총 칼로리는 2600kcal 전후이다. 그리고 단백질 섭취량은 70g이며, 영양소 배분에 대해서는 단백질 70g을 기준으로 지방섭취량을 총 칼로리의 20~25 %로 한다. 예전부터 단백질, 지방, 당질의 3대 영양소의 칼로리는 대략 1 : 2 : 5가 이상적인 비율이라고 한다. 여기에는 이 비율이 적용되고 있다.

그런데 칼로리의 과잉 섭취의 예방과 영양소의 밸런스에 관해서 잊어버려서는 안 될 것이 영양소의 질에 대한 문제이다. 예를 들면, 당질의 혈당과 혈중 지질에의 영향을 보면 다음과 같은 점을 알게 된다. 같은 양의 당질을 흡수가 빠른 설탕 형태로 주면, 소화 흡수가 늦은 전분보다도 혈당의 상승이 빠르고, 혈중 지질, 특히 중성 지방의 증가 속도도 빨라진다.

지질에 관해서도 총 칼로리가 차지하는 비율은 20~25 %로 되어 있지만, 그 질에 관해서도 주의를 기울이지 않으면 안 된다. 포화 지방산 (S), 1가 불포화 지방산(M), 다가 불포화 지방산(P)의 바람직한 섭취 비율은 대개 3 : 4 : 3으로 한다. n-6계 다가 불포화 지방산과 n-3계 다가 불포화 지방산의 비는 4 : 1 정도를 기준으로 한다.

단백질에 대해서도 필수 아미노산이 차지하는 비율, 또는 동물성·식물성의 비율이 어떤가가 큰 문제가 된다. 동식물성 단백의 비율은 반반으로 한다. 그리고 동물성 단백질도 육류와 어류의 비율을 반반으로 한다.

(4) 식이요법 지도의 실제

식이요법을 할 때에는 영양사의 지도를 받는 것이 좋다. 일본의 경우, 당뇨병 식이요법에서 의사가 환자에게 최초로 지시하는 것이 하루에 필요한 에너지량이다. 그 다음으로 영양소를 고려하여 환자의 식생활을 식사조사표에 상세하게 정리하여 환자에게 맞는 차림표를 작성하고, 이로써 식생활을 지도한다. 다음은 일본당뇨병학회가 작성한 식품교환표에 대한 설명이다. 식이요법을 할 때 유용하게 쓸 수 있다.

a. 양과 영양소의 밸런스

식사 때마다 밥 한 그릇과 국 한 그릇, 야채 세 가지를 준비하고 과일을 준비한다. 적당량의 우유까지 준비하면 완벽한 식이요법이 된다. 식생활에 있어서는 에너지량을 적절히 하기 위해 칼로리를 계산하는 습관을 들인다.

b. 식품교환표

식품교환표는 '① 간단하고, 사용하기 쉬우며, 다양한 환경에 처한 사람이 사용할 수 있도록 한다. ② 외식할 때에도 편리하게 이용할 수 있도록 한다. ③ 올바른 식사 원칙을 지키는 데 도움이 되도록 한다.'를 목표로 작성되었다.

표 12　식품교환표

식품의 분류	식품의 종류	1단위(80 kcal)당 영양소의 평균함유량(g)		
		탄수화물	단백질	지방
주로 당질을 포함하는 식품 (Ⅰ군)				
표 1	·곡물·감자 ·탄수화물이 많은 야채(열매가 있는 것) ·콩(메주콩 제외)	18	2	0
표 2	·과일	20	0	0
주로 단백질을 포함하는 식품 (Ⅱ군)				
표 3	·어패류·육류·달걀, 치즈 ·콩과 콩 제품	0	9	5
표 4	·우유와 유제품(치즈 제외)	6	4	5
주로 지방을 포함하는 식품 (Ⅲ군)				
표 5	·유지·기름기 많은 식품	0	0	9
주로 비타민, 미네랄을 포함하는 식품 (Ⅳ군)				
표 6	·야채(탄수화물이 많은 야채를 제외) ·해초·버섯·곤약	13	5	1
조미료	·된장·설탕·미림 등			

(일본당뇨병학회 편 : 당뇨병 식이요법을 위한 식품교환표(제6판). 일본당뇨병협회/붕코도(文光堂), p9, 2002)

　식품교환표는 식품성분표를 기초로 하여 만들어졌지만, 식품성분표와 같이 식품의 칼로리나 영양소의 함유량을 정확하게 나타낸 것은 아니다. 영양학적으로 보아서 동질의 식품을 그룹별로 분류하여 그것들을 칼로리로 교환하기 위해 양적인 기준을 제시한 것이다. 비록 영양학적인 지식이 없더라도, 식품교환표를 기초로 하여 식품을 선택하면 식품의 영양가치에 대해서 올바른 판단을 할 수 있게 되며 식이요법을 보다 쉽게 실행할 수 있다.

　식품교환표의 구성은 표 12와 같으며, 각 식품의 기준량은 1단위

80kcal로 표시되어 있다. 영양상의 특징에 의해 각 식품은 주성분을 기준으로 4개의 군과 6개의 표로 나누고, 기호품은 셋으로 따로 나눈다. 표에서 본 대로 같은 군의 식품이라면 어떤 식품을 사용하여도 칼로리와 당질, 단백질, 지질 등의 영양은 비슷하게 나타난다. 대표적으로 1단위의 기준량을 기억해 두면 이용하기에 편리하다.

c. 총 에너지량을 결정하는 방법

당뇨병 치료에 있어서 하루에 필요한 총 에너지를 정하는 것이 중요하다. 총 에너지를 결정할 때 환자의 연령, 성별, 신장, 체중, 비만정도, 작업량, 운동량 및 합병증의 유무 등을 고려해야 한다. 보통 표준체중으로부터 총 에너지량을 구할 수 있다.

표준체중은 환자가 당뇨병을 컨트롤하고 정상인에 가까운 몸을 만들기 위한 목표체중이기도 하다. 단, 표준체중은 어디까지나 하나의 참고 자료일 뿐이라는 것을 잊어서는 안 된다. 성인이라면 성장이 멈춘 시점에서의 체중, 즉 25세 전후의 체중이 얼마 정도였는가 하는 것도 참고로 하여야 한다. 표 13은 표준체중으로부터 하루 총 에너지량을 구하는 방법을 나타낸 것이다.

표 13 하루 총 에너지량 계산법

1. 먼저 표준체중을 구한다.

$$\boxed{\text{표준체중(kg)(신장m)}^2 \times 22} \quad \text{(일본비만학회 방식)}$$

2. 표준체중으로부터 하루 총 에너지량을 구한다.

$$\boxed{\text{하루 총 에너지량 = 작업량(kcal)} \times \text{표준체중(kg)}}$$

체중 1kg 상당의 작업량(kcal)
- 경노동　　…　25~30
- 중간노동　…　30~35
- 중노동　　…　35~

(현대인의 대부분은 주로 경노동을 한다. 주부, 사무직 근로자는 28로 계산하고, 비만자와 노인은 낮은 숫자를 사용하여 체중의 변화를 보면서 조절한다.)

총 에너지량은 어디까지나 예측된 수치일 뿐이며 절대적인 것은 아니다. 생활환경의 변화, 치료경과 과정에서의 체중의 변화, 대사 이상의 개선 등, 필요 에너지량의 개인차를 고려하여 유연하게 대처하여야 한다.

d. 영양소의 분배

총 에너지량이 결정되면 영양소의 분배나 조화, 비타민, 미네랄의 적정한 공급을 생각해야 한다.

E. 고지혈증의 식이요법

1. 콜레스테롤은 어떻게 내리는가

콜레스테롤(혈청 총 콜레스테롤이나 LDL콜레스테롤) 수치가 높다고 판명되면 먼저 식이요법을 시작하게 된다. 이럴 때 어떻게 대처하면 좋을까? 혈청 콜레스테롤 수치를 내리려면 다음의 3가지 방법을 실행할 필요가 있다. ① 콜레스테롤을 만들지 않는다, ② 음식에 콜레스테롤이 함유된 재료를 넣지 않는다, ③ 콜레스테롤을 축적하지 않는다.

(1) 콜레스테롤을 만들지 않는다

혈액 속에 있는 콜레스테롤의 약 20 % 가 식물에서 나온 것이고, 나머지 80 %는 간장에서 만들어진다. 이때 콜레스테롤을 만드는 주원료는 포화 지방산이다. "육류의 빨간 살과 기름진 살 중 어디에 콜레스테롤이 더 많습니까?"라고 물으면, "기름진 쪽입니다."라고 대답하는 사람이 적지 않다. 그러나 실제로는 기름진 살에는 콜레스테롤이 거의 포함되어 있지 않다. 기름진 살을 섭취하면 혈청 콜레스테롤이 증가하는 것은 기름진 살에 포화 지방산이 많이 포함되어 있기 때문이다. 결과적으로 칼로리가 많은 기름진 살을 피하는 것만으로도 혈청콜레스테롤 수치의 저하를 기대할 수 있다.

POINT 20

콜레스테롤 중성 지방은 야간에 활발하게 합성된다. 그러므로 잠자기 전에 칼로리가 많은 음식을 먹으면 혈청 콜레스테롤과 중성 지방의 수치가 상승하므로 주의해야 한다.

(2) 음식에 콜레스테롤이 함유된 재료를 넣지 않는다

혈청 콜레스테롤의 20%는 식물성이다. 혈청 콜레스테롤 수치가 250mg/d*l*이었을 경우 콜레스테롤 섭취를 절반으로 줄이면 콜레스테롤 수치를 225mg/d*l* 까지 낮출 수 있다.

식이요법을 실행할 때에는 개인차가 상당히 크다. 계란 1개에는 약 300mg/d*l*의 콜레스테롤이 포함되어 있는데, 이것을 매일 3개씩 2주간 계속해서 먹었을 경우 혈청 콜레스테롤 수치가 예상 수치의 1/3에 지나지 않았다는 결과도 있다. 또 콜레스테롤 수치가 올라가는 것이 두려워서 극단적으로 섭취를 제한하는 것도 좋지 않다. 혈청 콜레스테롤 수치가 높으면 달걀이나 간을 전혀 먹지 않는 사람도 있다. 과연 이것은 좋은 방법일까? 간에는 콜레스테롤이 많이 포함되어 있지만 포화지방산은 그다지 많지 않다. 그리고 간에는 비타민E, 베타카로틴, 셀레늄, 비타민B군, 비타민C 등의 항산화 물질이 풍부하게 포함되어 있다. 항산화 물질은 세포의 노화나 암화, 동맥경화의 촉진, 당뇨병성 세소혈관 장애 등의 진행을 방어하는 작용이 있다. 또 계란도 콜레스테롤을 많이 함유하고 있지만, 흰자는 양질의 단백질이 많고 노른자에는 다량의 비타민B군 외에 레시틴, 인, 칼슘, 철이 많이 들어 있다.

POINT 21

간이나 계란도 다른 식품과 적절히 섭취하는 것이 좋다. 또 조개나 굴, 새우 등의 어패류는 콜레스테롤이 많은 식품으로 보고되었으나, 어패류의 콜레스테롤 함유량은 보고된 수치보다 훨씬 적다는 사실이 밝혀졌다.

예를 들어 식품 100g에 함유되어 있는 콜레스테롤 양은 지금까지 굴 380mg, 바지락 500mg 전후라고 보고되어 왔지만, 새로운 연구 결과에서는 굴 50mg, 바지락 80mg으로 꽤 적은 수치를 보였다. 결국 어패류에는 종래 알려져 있던 만큼의 콜레스테롤이 함유되어 있지 않은 것이다. 어패류에는 콜레스테롤과 매우 비슷한 스테롤이라는 성분이 포함되어 있으며, 지금까지의 콜레스테롤 분석법에서는 이 스테롤도 콜레스테롤로 측정되고 있었다. 한편 스테롤은 장관에서 흡수하기 어려우며 콜레스테롤의 흡수를 억제하는 작용이 있다. 어패류에는 타우린(taurine)이라는 아미노산이 많이 포함되어 있으며, 이것이 콜레스테롤로부터의 담즙산의 합성과 분비를 촉진하고, 혈청 콜레스테롤을 감소시킨다는 사실이 알려졌다. 어패류 중에서 타우린이 가장 많이 함유된 식품은 굴이다. 굴 100mg당 타우린 함유량은 50mg이다. 어패류 중에 콜레스테롤이 다량 들어 있는 식품도 많다. 예를 들면 식품 100g당 콜레스테롤의 함유량은 오징어 300mg, 보통새우 130mg, 왕새우 100mg, 꽃게 80mg, 문어 90mg이다. 이 식품을 섭취할 때는 주의가 필요하다.

(3) 콜레스테롤을 축적하지 않는다

콜레스테롤은 간장에서 합성된 후 일부는 담즙산으로 십이지장에 분비되어 지방 흡수를 촉진하는 데 사용된다. 그 후 십이지장에서 재흡수되지만 재흡수되지 않았던 콜레스테롤은 배설된다. 수용성 식물 섬유에는 콜레스테롤을 흡착하여 장관에 재흡수되는 것을 방해하는 성분이 있다. 그 성분으로 인해 혈청 콜레스테롤 수치가 낮아지고, 당질이나 미네랄의 흡수가 더뎌진다.

콜레스테롤이나 동물성 지방이 많은 식품을 먹지 않으려고 채소 절임이나, 야채샐러드에 드레싱 대신 소금을 뿌려 먹는 사람이 있다. 이것은 염분이 콜레스테롤과 무관하다고 생각하기 때문일 것이다. 과연 이것이 콜레스테롤 수치를 줄이기 위한 대책이 될 수 있을까?

도호쿠 지방의 센다이[仙臺] 어린이들과 미국 어린이들의 혈청 콜레스테롤 수치를 비교한 실험이 있다. 이들의 식사 내용을 비교하면, 미국의 어린이들이 센다이의 어린이들보다도 동물성 지방이나 콜레스테롤 섭취량이 많음에도 불구하고 혈청 콜레스테롤 수치는 센다이의 어린이들이 더 높다는 결과가 나왔다. 왜 염분의 섭취가 혈청 콜레스테롤 수치의 상승을 초래하는지에 관해서는 명백하게 밝혀지지 않았으나, 염분의 섭취는 장관 림프의 흐름을 증가시킨다. 이는 콜레스테롤 장관 흡수가 증가되는 원인으로 꼽을 수 있다.

고콜레스테롤 혈증을 수반하는 외래 통원 환자 중 2형 당뇨병 환자 40명(남성 17명, 여성 23명, 평균연령 59.0±9.3세)을 3군으로 나누어, A군(하루 염분 7g 이하만 지도), B군(콜레스테롤이 많은 식품만 지도), C군(체중당 28kcal로 에너지 컨트롤만 지도)의 조건에서 영양지도를 하였다. 3개월 후 결과 검토에서는 3군 모두 치료 전과 비교하여 혈중 콜레스테롤이 같은 수치를 보였다.

2. 고트리글리세리드 혈증도 적극적인 치료가 필요

고트리글리세리드 혈증도 동맥경화의 중요한 위험인자이므로 적극적인 치료가 필요하다. 고트리글리세리드 혈증의 원인을 살펴 보면, 여성은 과일, 과자 등의 무리한 간식 섭취가, 남성은 알코올 섭취가 고트리글리세리드 혈증의 원인이 되는 일이 많다. 따라서 여성은 간식, 남성은 술을 자제하는 것이 중요하다.

앞서 말한 바와 같이 과일이나 과자류에 포함되어 있는 자당, 과당은 간에서 트리글리세리드로 변환되기 쉽다. 알코올도 간에서의 트리글리세리드의 합성을 촉진하는 작용이 있다. 알코올이 지방조직으로부터 유리지방산의 방출을 촉진하여, 그 결과 간에 유리지방산의 **흡수**

가 증가한다. 알코올이 간에서 쉽게 산화되고, 지방산의 소비가 감소
하는 것 등을 들 수 있다.

F. 기호품에 대한 주의

1. 설탕, 알코올

당뇨병 환자를 대상으로 식사에 대한 설문 조사를 하였더니, 당뇨
병 식이요법의 실패요인에서도 남성은 술, 여성은 당분이 많은 간식의
섭취가 작용하는 것으로 나타났다.[5]

(1) 알코올이 당대사에 미치는 영향

알코올음료가 혈당에 끼치는 영향을 보면, 위스키는 다른 영양소를
포함하고 있지 않기 때문에 혈당이 내려가는 효과가 있었다. 정종, 맥
주는 당질을 포함하기 때문에 2단위 정도의 양에도 혈당치가 상승한
다. 그리고 인슐린도 분비된다. 그러나 위스키를 마시고 나서 인슐린
분비는 거의 볼 수 없다.

알코올은 인슐린 분비를 억제한다. 쥐를 대상으로 한 *in vivo* 실험
결과[6]와 췌관류 실험 결과[7]에서 알코올은 인슐린 분비를 억제한다는
사실이 밝혀졌다. 포식 상태에서의 영향을 볼 수 없었지만 공복 시의
혈당 저하 작용이 인정되었다. 포도당 부하 때에 알코올은 내당능을
악화시켜 혈당치를 상승시켰다. 정상 쥐와 당뇨병 쥐의 하지 관류 실
험[8]에서 알코올은 인슐린 자극에 의한 골격근의 포도당 이용을 억제
하는 효과가 있다는 사실도 나타났다.

알코올은 인슐린 분비를 억제하고, 말초조직, 골격근에서의 당 이용
도 억제한다. 이전부터 당뇨병과의 관계에서 알코올은 당 대사에 직접
관여한다고 알려져 있었다. 이 결과를 토대로 알코올이 약물로서 내분
비 대사계에 미치는 영향에 대해서도 주의할 필요가 있다.

(2) 2형 당뇨병과 설탕 섭취와의 관계

설탕 섭취량이 많을 경우 2형 당뇨병에 걸릴 위험이 있다는 보고가 있었다. 그러나 역학적 실험에서는 그 결과가 달랐다. 실제로 2형 당뇨병 환자의 설탕 섭취량은 정상인과 비교해서 오히려 적다는 사실이 보고되었다. 당뇨병 환자라고 해서 무조건 단 음식을 밝히는 것은 아니다.

Cohen 등은 실험을 통해, 다량의 설탕을 섭취시킨 쥐가 당뇨병을 일으켰다고 보고하였다. 그러나 설탕 성분의 절반을 구성하고 있는 과당은 사람과 쥐에게 매우 다르게 나타난다. 쥐 실험에서 얻어진 결과를 사람에게 적용하는 것은 매우 위험할 수 있다. 이 실험처럼 장기간에 걸쳐 설탕을 대량으로 투여하면 사람에게도 당뇨병이 생길지 모르지만, 이러한 가능성을 당뇨병의 원인으로 보기는 어렵다.

당뇨병과 식사 내용에 대한 역학적 연구에 의하면, 당뇨병의 발병 비율은 고지방·저당질식을 하는 나라에서 높다고 한다. Himsworth 등의 실험에서는 당질 제한으로 내당능의 기능이 약화되고 당질 투여로 다시 기능이 좋아졌다. 이 내당능의 개선은 당질원으로서 설탕을 투여하여도 같은 결과로 나타난다는 보고도 있다.

설탕은 포도당과 과당으로 구성되는 2당류이며, 상부소장에서 수크라아제(sucrase)라는 효소에 의해 포도당과 과당으로 분해된다. 포도당은 빠르게 흡수되지만, 과당은 10 %만 포도당으로 변환되고, 나머지 90 %는 과당 그대로 흡수된다. 흡수된 포도당은 60 %가 간, 25 %가 뇌, 10 %가 근육, 나머지 5 %가 지방조직 등 다른 조직에 흡수된다. 한편, 흡수된 과당은 거의 전부가 간에 흡수된다. 간에 흡수된 포도당과 과당은 해당계, TCA사이클을 거쳐 ATP 생성에 소비되든가, 여분의 것은 글리코겐, 중성 지방으로 변환된다.

그러나 포도당과 과당 사이에는 큰 차이가 있다. 포도당은 인슐린 의존성의 당대사인 율속 효소의 글루코키나아제(glucokinase), 포스포프룩토키나아제(phosphofructokinase), 글리코겐 합성효소 등에 의해서 조절되지만, 과당의 경우 조절기구가 거의 작동되지 않는다. 과당의 대부분이 프룩토키나아제(fructokinase)에 의해서 인산화(燐酸化 : 생체 분자가 인산 유도체로 되는 일)된다. 그러나 과당의 인산화와 그 후의 대사를 제어하는 기구는 없다. 때문에 과당이 간에 유입될 경우, 간의 글리코겐 축적에는 한계가 있다. 그것은 포도당으로 변환되어 간으로 방출되든가, 중성 지방과 합성되어 VLDL이라는 형태가 된다. 이는 혈중에 중성 지방의 방출을 증가시키며 고중성 지방혈증을 일으킨다. 특히 인슐린의 작용 부족으로 생기는 당뇨병은 글리코겐의 합성, ATP 생성이 힘들기 때문에 고중성 지방혈증의 과정이 보다 쉽게 일어난다.

많은 양의 설탕을 섭취했을 때에는 유산이나 요산이 증가하고, 통풍이 생길 수 있다. 설탕은 분해되기 쉽고, 빠르게 흡수되며, 포도당과 과당이 동시에 흡수된다는 점을 생각해야 한다. 정상인의 경우는 포도당의 자극에 따라서 인슐린이 빠르게 분비되어 혈당치의 상승이 억제된다. 하지만 2형 당뇨병 환자는 포도당 자극에 대한 인슐린 분비가 지연되고 있기 때문에 혈당이 상승한다. 간에서는 과당이 포도당으로 변해서 혈중에 방출량을 늘린다. 동물 실험으로 보면 급격한 혈당 상승을 되풀이하여 내당능 저하를 일으킨다는 것도 보고되고 있다.

당뇨병은 증세와 조절, 식이요법뿐 아니라 총 에너지량도 고려해야 한다. 임상적으로도 2형 당뇨병이 나타나기 전에 비만이 있는 경우가 많다. 비만은 2형 당뇨병의 중요한 발병 요소이자 증세를 악화시키는 요인으로 꼽히고 있다. 따라서 설탕의 과잉 섭취에 의한 에너지의 과잉이 비만을 초래하고, 간접적으로 당뇨병에 영향을 줄 가능성도 생각해둘 필요가 있다.

(3) 올바른 음주와 설탕의 섭취 방법

a. 음주 방법

알코올은 1g당 7kcal의 열량을 내는데, 체내에서 100 % 이용되는 것은 아니다. 알코올은 엠프티 칼로리(empty calorie, 열량만 낼 뿐 아무런 영양소가 없음을 뜻함)의 전형적인 요소이다. 알코올의 체내 산화 결과 에너지의 몇 %가 실제로 이용되는가에 관한 이론적 근거는 아직 확립되어 있지 않고, 연구과제로 남아 있다.

의학자 나가미네(長嶺)는 당질을 알코올로 변환한 결과로부터 알코올 1g의 체내 이용 에너지를 약 5kcal로 가정해서 알코올을 투여하여도 체중 증가와 직접적으로 상관이 없다고 보고하였다.

알코올의 과잉 투여는 체중 증가를 가져올 가능성이 있지만 이토(伊東)의 실험 결과에서도 알코올 섭취량과 체중 사이에는 아무런 연관이 없었다고 한다. 또 알코올의 종류에 따라서 에너지원이 되더라도 영양소가 포함되지 않는 것이 있다. 위스키, 브랜디, 보드카, 럼주, 진 등에는 당질도, 단백질도 전혀 포함되어 있지 않다. 따라서 알코올을 먹은 다음 식사량을 줄이면 영양 불균형을 초래하게 된다.

스기야마(杉山)의 보고에 의하면, 당뇨병에 있어서 하루 2단위 이내의 음주군에서는 비음주군과 비교하여 공복 시 혈당, 혈중 코티졸 수치에 차이가 없었다. 2단위 이상의 음주군에서는 공복 시 혈당과 혈중 코티졸의 수치가 모두 증가하였다.

당뇨병 환자는 컨디션이 좋을 때만 알코올을 섭취해야 한다. 음주량은 하루 2단위 이내(맥주 중병 1병, 정종 1홉, 위스키 싱글 2잔)로, 3~4일에 1회 금주일(주휴 2일제)을 두고 지키는 것이 좋다. 이 정도의 양은 식사와 함께 해도 체중이 변하거나 병세가 악화되지 않는다.

알코올의 종류에 따라서 당질의 함유량이 다르다는 점도 주의해야 한다. 맥주 중병 1병에 16g, 정종(1급) 1홉에 7g 전후의 당질이 함유되어 있다.

필자가 진찰하는 환자를 조사한 결과에서도 술을 마신 환자는 혈당 컨트롤이 안 된 경우가 많았다. 가장 큰 이유는 알코올이 당뇨병 컨트롤에 악영향을 끼치기 때문이며, 또한 알코올에는 뇌 신경계 기능을 억제하는 작용이 있기 때문이다. 술을 마셔서 혈당 컨트롤이 악화된 원인을 조사해 보면, 술이 식이요법에 방해가 되는 경우가 많았다.

POINT 22

술은 식이요법을 제대로 하기만 하면 마셔도 괜찮다. 그러나 술을 마시면 자제력이 떨어지고 식욕도 증진되어 과식을 부추길 수 있다. "술을 마셔도 자제력을 잃지 말라"는 옛말은 술을 잘 이용할 필요가 있음을 뜻하는 것이다.

b. 설탕 섭취 방법

설탕 소비량은 식사 내용이 서양식으로 바뀌면서부터 늘어났다. 일본의 설탕 소비량은 1976년까지는 해마다 증가하는 경향을 보였다. 그와 관련하여 1931~1935년의 1인 1일 설탕 평균 섭취량은 33g 전후였지만, 1976년에는 유럽과 미국의 평균 섭취량 130~150g의 절반 정도인 73g까지 증가하였다. 교통망의 확대와 도시 주변으로의 인구 분산, 농촌의 도시화가 식생활을 서구화시켰다. 그러나 1976년 이후 설탕 소비량은 해마다 감소하였으며, 2002년 설탕의 1인 하루 평균 섭취량은 49g까지 떨어졌다. 그것과 반대로 청량음료에 사용되는 과당 등의 이성화당(異性化糖)의 1인 평균 섭취량은 표준 이성화당으로 환산하여, 1977년 4g, 그 후 해마다 증가하여 2002년에는 16g에 달하였다. 그렇지만 설탕과 이성화당을 합친 1인 평균 당 섭취량은 1977년에는 74g, 2002년에는 65g으로 오히려 감소하였다.

생선이나 짐승을 포획하던 원시 시대부터 과일의 섭취가 불충분했기 때문에 다른 형태의 음식이 필요할 수밖에 없었다. 원래 없었던 설탕이 대량 생산되면서 설탕을 과잉 섭취하는 것이 문제가 되었고, 현재 그 문제는 더욱 커지고 있다. 사람들은 아이스크림이나 케이크와 같이 단 음식에 매료되지만, 이것들은 불필요한 에너지만 준다. 품종 개량에 의해 과일도 단맛이 더욱 많아지고 있고, 특히 단 음식은 차게 하면 맛이 감소하는 성질이 있어서 청량음료나 아이스크림 등의 섭취는 설탕이나 이성화당의 소비를 더욱 촉진시킨다. 최근에는 특히 조미된 음료의 소비가 증가하고 있으며, 1975년과 비교해서 1996년에는

50 % 이상의 증가율을 보였다.

세계적인 추세와 비교해보면 일본은 당 섭취량이 높은 편이 아니다. 그러나 당뇨병 예방이나 치료의 입장에서 보면, 설탕 및 이성화당의 섭취량은 적은 것이 좋다. 식품교환표를 참고하면 설탕은 1200kcal의 식사에서 6g을 사용하게 되어 있다. 이것은 대단히 적은 양이다. 이전에는 1200kcal에서 10g으로 되어 있었지만, 식품 성분표의 내용이 바뀌면서 4g이 감소하게 되었다. 이러한 변화는 환자에게 그다지 좋은 영향을 주지 못하는 것 같다. 설탕 섭취 적정량을 결정하기란 대단히 어려운 일이다. 영양학적으로 보면 1인당 하루 설탕 소비량 40g은 충치가 생기기 쉬운 양으로 알려져 있다.

POINT 23

여러 종류의 설탕을 몇 주간에 걸쳐 투여한 결과에 의하면, 설탕 투여량이 하루 50g을 초과하면 혈중 중성 지방 수치가 정상 범위를 초과해버린다고 한다. 1인 기준으로 하루 설탕 섭취량은 몇 g이 적절할까? 조미료와 완제품 등에 포함되어 있는 설탕 함유량까지 포함해서 30g~최대 40g 정도까지는 허용할 수 있지 않을까 생각한다.

조미료로 사용할 때의 설탕 섭취량은 6g 이내로 되어 있지만 가공 식품에 쓰일 때는 20g 정도를 섭취하게 된다. 하루 30g 정도까지 설탕을 섭취하고 있는 것이다.

표 14 설탕이 인체에 미치는 영향(장단점)

장점	단점
고에너지	비만을 일으킬 위험이 있다.
흡수가 좋다.	혈당을 급격히 높인다.
맛을 좋게 한다.	표준섭취량을 넘기면 좋지 않다.
값이 싸다.	충치를 늘린다.

◦ 일본인 1인당 설탕 섭취량은 약 18kg. 1일 평균 당 소비량은 약 50g.

설탕이 인체에 미치는 영향을 표 14에 나타내었다. 설탕은 식품의 맛을 향상시킨다는 장점이 있지만, 당뇨병과 관련해서는 비만, 급격한 혈당 상승을 일으킬 수 있다. 직접적으로 당뇨병, 특히 혈당 컨트롤 상태에 영향을 주므로 섭취할 때 주의가 필요하다. 단맛을 원하는 환자를 위해서 설탕 대체 식품으로 개발된 것이 인공감미료이다.

c. 설탕 대용 감미료의 종류와 사용방법

대용 감미료는 그림 23과 같이 당질계와 비당질계로 나눌 수 있다. 당질계 중 과당, 소르비톨 등은 1g이 4kcal이다. 말티톨(maltitol)은 1g이 약 2kcal의 열량을 낸다. 과당은 혈중 요산치나 중성 지방을 상승시키기 쉽다는 점에서 과잉 섭취를 주의하지 않으면 안 된다. 현재 일본에서는 비당질계의 대용 감미료가 널리 이용되고 있다. 그것에는 스테비오사이드(steviocide), 사카린, 아스파르테임(aspartame) 등이 있다. 이 중 아스파르테임은 단백질이고 1g이 4kcal인데, 설탕을 100으로 했을 때 감미도가 200으로 유용도가 높다.

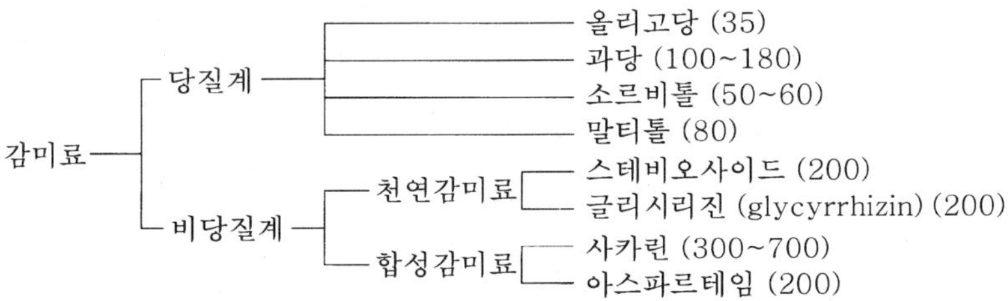

그림 23 감미료의 종류와 감미도
( ) : 설탕이 내는 단맛을 100으로 했을 때의 감미도

POINT 24

설탕보다 감미도가 높은 감미료는 거의 없기 때문에 사람들은 천연 감미료보다 설탕을 선호하는 경향이 있다. 처음에는 소량의 설탕을 섭취하는 것이 좋다. 특히 대용 감미료의 과다 사용은 삼가는 것이 좋다.

d. 단맛이 있는 저칼로리의 올리고당

비피더스(bifidus)균은 혐기성* 구균과 함께 장의 세균을 구성하는 주요한 균이다. 노화가 진행되거나 스트레스를 받을 때에는 웰시(Welsh)균 등의 유해균이 증가하여 비피더스균이 감소한다. 장내 세균총의 비피더스균을 늘리는 데는 비피더스 요구르트, 비피더스균 제제, 또는 비피더스균 증식성 올리고당 등이 사용되고 있다. 그 중에서도 올리고당이 특정 보건용 식품으로 널리 이용되고 있다. 올리고당은 설탕과 비교해서 저칼로리이면서 질 좋은 단맛을 가지며, 여러 가지 부가가치를 가지고 있는 대용 감미료이다.

올리고당은 소화하기 어려운 성질이 있어 소장에서 분해되지 않고 대장에서 분해된다. 여기에서 장내 세균에 의해 자화(資化)를 받아 단쇄(短鎖) 지방산을 생성하며, 열량은 1g당 대략 2kcal로 설탕과 비교해서 절반의 양이므로 감미료로 쓸 경우 비만 예방에 도움이 된다. 올리고당은 통상 사용량 범위 내에서는 혈당을 상승시키지 않는다. 이 결과 췌장으로부터의 인슐린 분비도 거의 일어나지 않는다.

이러한 올리고당의 작용은 당뇨병의 전 단계라 할 수 있는 내당능 장애에 동반되는 고인슐린 혈증의 보충, 즉 인슐린의 과잉생산을 억제하여, 고인슐린 혈증에 기인한다고 생각되는 동맥경화 예방에 도움이 된다. 올리고당의 섭취는 장내 세균비피더스균의 증식을 가져온다. 비피더스균 우위의 장내 세균총은 올리고당을 자화하고, 탄소가스와 수소가스 및 단쇄 지방산을 생성한다. 생성된 단쇄 지방산은 ① 대장의 운동 촉진과 흡수 촉진, ② 췌장의 내외분비 촉진, ③ 소화관 점막 혈류의 증가, ④ 소화관 상피세포 증식의 촉진, ⑤ 고콜레스테롤 혈증 개선 등에 도움이 된다고 한다. 올리고당을 적당량 섭취하는 것은 장내 세균총의 개선과 더불어 변비 치료에도 효과가 있다.

---

* 혐기성 : 산소를 싫어하여 공기 속에서는 잘 자라지 않는 성질.

2. 흡연

"금연"은 단연 이 시대의 화두이다. 그리고 흡연자는 10년 전보다 70%가 감소하였다. 통계학적으로 보면 담배 1갑을 피우면 수명이 5분 단축된다고 한다. 흡연은 어쩌면 자살을 유발시키는 것인지도 모른다. 담배에 포함되어 있는 니코틴, 타르, 그리고 담배를 피울 때 생기는 일산화탄소는 여러 가지 장애를 일으킨다.

(1) 니코틴

니코틴은 아드레날린의 분비를 촉진하고, 교감 신경을 자극하며 혈압을 상승시킨다. 동맥경화나 당뇨병성 신증, 망막증 등의 합병증의 진행을 촉진시킨다.

POINT 25

하루에 20개비의 담배를 1년간 피우는 것은 콜타르 한 컵을 매일 몸에 붙어는 것과 같다. 그리고 흡연은 폐암뿐만이 아니라, 후두암, 위암, 방광암 등 각종 암을 유발시킨다. 암으로 사망하는 사람의 1/3은 흡연과 관계가 있는 것으로 밝혀졌다.

(2) 타르

타르에는 약 30종류의 발암성 물질이 포함되어 있다. 암의 2단계 설에 의하면 타르는 체내에 암세포를 발생시키며, 일단 생긴 암세포의 증식을 촉진하는 것으로 알려져 있다.

(3) 일산화탄소

일산화탄소는 지각의 둔화를 촉진시킨다. 또 담배를 피우는 여성은 피부가 거칠어지기 쉽다고 말하는데, 이것은 니코틴이 피부의 영양혈관을 수축시켜 혈액 공급량을 감소시키기 때문이다. 일산화탄소가 피부의 산소 공급을 방해하는 것으로 추측할 수 있다.

3. 금연의 실제

흡연자의 2/3가 금연을 희망한다고 말한다. 금연이 안 되는 가장 큰 원인은 니코틴 의존증이다. 흡연자는 니코틴 흡입으로 일시적으로 편안함을 얻고 스트레스가 줄어드는 것을 느낀다. 이렇게 되면 니코틴 의존증으로부터 벗어날 수가 없다. 니코틴 의존증으로부터 벗어나는 보조 수단으로 니코틴 껌과 니코틴 패치(patch)가 있다. 니코틴 껌은, 흡연 욕구가 생길 때 30분 동안 천천히 씹으면 니코틴을 구강 내에서 혈중으로 흡수시켜 흡연 욕구를 감소시킨다.

POINT 26

금연은 환자에 따라 시행 방법도 다르다. ① 담배를 1개비씩 줄이도록 서서히 시행한다. ② 담배의 양을 절반으로 줄이고, 그 다음 또 절반으로 줄여서 단계적으로 감소시킨다. ③ 담배를 확실히 끊겠다는 의지와 원칙으로 한 번에 끊는다. 이 중 본인에게 맞는 방법을 선택하여 실행한다.

금연을 한 경우, 체중이 늘었다고 말하는 사람이 많다. 이것은 금연에 의해 위장 장애가 개선되고 지방 분해가 감소되기 때문에 일어나는 현상이다. 과식, 운동부족 등의 일상생활 습관을 개선하는 것이 중요하다.

참고문헌

1) 오오쿠마 카즈요시 : 비만증 치료 매뉴얼 (사카다 도시이에(坂田利家) 편). 의치약출판, p103. 1996

2) 스즈키 마사시게(鈴木正成) : 식생활을 디자인한다. 광담사, 1984

3) 나리미야 마나부(成宮學), 이케다 요시오(池田義雄), Reaven Gm : 운동 및 고서당식의 당뇨병 대사에 미치는 영향. Peptide Hormones in Pancreas 7 : 159-164, 1986

4) 나리미야 마나부 외 : 과당과 에탄올의 말초조직당 이용 및 인슐린 감수성에 대한 영향. Peptide Hormones in Pancreas 13 : 226-229, 1993

5) 나리미야 : 당뇨병의 식이요법을 둘러싸서 ─ 총 에너지량과 그 주성. 일본임상영양협회지3 : 134, 1987

6) 나리미야 마나부 : 에탄올의 말초조직 인슐린 감수성에 미치는 영향. PeptideMHormones in Pancreas 8 : 158-162, 1987

7) Narimiya M, et al. : The effect of ethanol on insulin secretion and glucose utilization in normal rats. Jikeikai Med J 41 : 345-356, 1994

8) Narimiya M, et al. : The effect of ethanol on peripheral insulin sensitivity in the diabetic rats. Jikeikai Med J 40 : 383-387, 1993

Ⅷ 운동치료

A. 운동의 생리효과

표 15는 운동의 생리효과를 나타낸 것이다. 운동치료에서는 운동의 생리효과를 치료에 어떻게 적용시킬까가 중요하다.

B. 운동이 에너지 대사에 미치는 영향

골격근은 에너지원으로 주로 지방산을 이용한다. 운동 초기(5~10분 이내)에는 운동근의 글리코겐이 이용되고, 그 다음으로 간의 글리코겐 분해와 당 생성에 의해서 혈중에 포도당이 공급되어 포도당이 주요한 에너지원이 된다. 장시간 운동을 하면, 지방조직에 축적되어 있던 중성 지방의 분해로 혈청 유리지방산이 생성되어 중심 에너지원이 된다. 또 혈청 유리지방산을 원료로 하여 간에서 케톤체가 생성되어 에너지원의 일부가 된다.

표 15 운동의 생리효과

① 인슐린 자극을 더욱 많이 느낄 수 있다.
② 대사를 활발하게 한다.(당, 지질대사를 개선)
③ 심장 기능을 높이고, 혈액 순환을 높인다.
④ 뇌 신경기능에 활력을 준다.
⑤ 근육을 단련하고, 기초대사를 높인다.
⑥ 스트레스를 낮추어 규칙적인 생활이 될 수 있도록 한다.

운동 시에는 각종 호르몬의 분비도 변한다. 운동에 의해 인슐린 자극을 더 많이 느끼고 인슐린 분비는 저하한다. 또 글루카곤, 카테콜아민의 분비는 촉진되어 간의 글리코겐 분해, 당 생성이 증가하여 혈중으로 포도당을 공급한다. 카테골아민은 지방 분해를 촉진하여 혈청 유리지방산을 증가시키며, 이를 원료로 간의 당 생성 케톤체의 생성이 증가한다. 이렇게 되면 정상인의 혈당치 저하를 방어한다.

컨트롤이 양호한 당뇨병 환자가 운동을 하면 호르몬 분비가 원활히 일어나고, 포도당의 수요와 공급의 밸런스가 유지되며, 혈당치는 저하되고, 고혈당은 개선된다. 한편, 컨트롤이 안 되는 당뇨병 환사, 그 중에서도 1형 당뇨병 환자가 운동을 하면, 인슐린 양이 부족해서 카테골아민과 글루카곤의 분비 증가를 볼 수 있으며, 혈당치의 상승과 혈중 케톤체의 증가가 온다.

운동에 의해 말초조직의 인슐린 자극을 느끼는 지수가 커질 때는 골격근, 간의 포도당 흡수를 촉진시킨다. 또 간의 글리코겐 분해, 당 생성 억제에 의해 간에서의 포도당 방출을 감소시키며, 혈당치의 저하를 가지고 온다. 또 골격근에서 지방산의 β산화를 촉진하고, 체지방을 감소시킨다. 더욱이 혈청 중성 지방 수치와 LDL콜레스테롤 수치를 저하시키며 HDL콜레스테롤 수치를 상승시켜 체지방을 감소시킨다.

C. 운동요법과 식이요법은 동시에 시행하면 좋다

다이어트만으로는 지방뿐만 아니라 근육도 감소하여 살은 빠지되 영양이 부실해진다. 다이어트에 운동을 더하면 지방은 효율적으로 분해되고 근육은 더욱 증가되어 보기 좋게 살이 찐다. 운동에 의한 직접적인 지방 분해는 그다지 크지 않다. 예를 들면 500g의 지방을 운동으로 연소시키려면, 약 200km 거리를 걷든가 배구를 9시간 정도 해야 한다.

POINT 27

따라서 운동은 즐기면서 할 수 있는 것을 선택해야 한다. 예를 들면 걷기를 할 경우에 자연을 즐긴다든지 멋진 옷이나 고급 운동화를 고른다든지 하는 것도 효과적이다. 걷지 않으면 안 된다고 재촉하는 운동이 아니라 생각 없이 걷고 싶어지는 운동을 한다는 것이다.

그러면 운동이 왜 필요한 것일까? 운동을 하면 근육이 증가하기 때문이다. 특히 걷기, 달리기, 에어로빅 같은 운동을 하면 적근(赤筋)이라고 하는, 미토콘드리아가 많고 산소를 사용하여 지방을 효율적으로 연소시키는 골격근이 증가한다. 그 결과, 기초대사가 높아지고 에너지를 소모시켜, 수면 시에도 지방이 감소한다. 그러나 골격근은 그리 쉽게 증가하지 않는다. 시간이 어느 정도 지나야 형성된다.

D. 운동의 종류와 지속 비결

필자에게 찾아오는 비만 외래환자 중 다른 병원에서 하루 만보보행을 지도받고, 무릎관절이 아파서 오는 환자가 많다. 당뇨병, 비만, 고지혈증 환자들은 운동 부족과 고지방 섭취에 의해 긴장근(자세근)이 지방으로 바뀌어, '강상(降霜)증후군'으로 되어 있다. 이러한 환자에게 하루 1만보 보행을 시키면 지지근육이 충분하지 않기 때문에 관절의 무리로 관절 장애가 나타난다. 결국 이런 환자들은 정형외과에서 운동 제한을 지시받는다.

여기서 골격근 섬유의 종류를 살펴보자. 골격근 섬유에는 상성근(相性筋) 섬유와 긴장근(緊張筋) 섬유가 있다. 상성근 섬유는 대뇌 지배가 우위에 있고 수의운동을 담당하여 뇌로 가는 피드백이 적다. 한편 긴장근은 척수 지배가 우위에 있고, 반사적 근 수축에 의해서 자세를 유지하며 상성근에 의한 수의운동의 토대를 담당한다. 이는 무의식적으로 행해지는 보행이 긴장근에 얼마나 영향을 주는지를 알 수 있게 한다. 긴장근 섬유는 ST섬유(slow twitch fiber)가 주체이고, 상성근 섬유는 FT섬유(fast twitch fiber)가 주체이다. ST섬유는 미토콘트리아가 많고 적근(赤筋)이라고도 부르며, 산화능력이 높고 지구력이 있어 피곤함을 느끼지 않는다. 한편, FT섬유는 글리코겐이 풍부하여 백근(白筋)이라고도 부르는데, 무산소적 대사 활성이 높고 강한 근력을 발휘하지만, 단시간에 피곤해지기 쉽다. 지방은 산화적으로 분해되므로 ST섬유가 주체가 되는 근육긴장을 어떻게 작용시키는가가 포인트가 된다.

POINT 28

운동 부족에 의해 '강상증후군'이 나타난 환자는 보행 운동을 하기 전에 간단한 근력 트레이닝을 시작할 필요가 있다. 진찰 시 외래 방문 환자에게 먼저 발가락끝 딛고 서기 운동을 30~50회 시켜보면, 다리와 허리가 약한 (즉, 다리근육과 등살이 약한) 환자는 10회 정도에서 비틀거리고, 물건을 잡지 않고는 보행할 수 없는 환자도 적지 않다. 실제로 30~50회 정도 반복하면 발가락끝 딛고 서기 체조가 근육 운동이 꽤 된다는 것을 환자 스스로 느낄 수 있다.

백화점 점원이 하루 종일 서 있으면 다리 굵기가 13 % 정도 굵어지는데, 발가락끝 딛고 서기(p.138)를 5분 동안 하면 3 % 정도까지 회복된다는 보고가 있다.

발가락끝 딛고 서기는 긴장근육의 발육을 촉진시킬 뿐 아니라, 근육의 밀킹액션에 의해 다리의 부종(浮腫)을 개선하고 심장의 부담을 감소시킨다. 밀킹액션이란, 근육의 반복수축으로 정맥계를 반복 압박하여 정맥판의 작용에 의해서 정맥혈을 심장에 보내는 것을 돕는 작용이다. 따라서 발가락끝 딛고 서기는 심장이나 혈관의 부담을 감소시킨다. 또 다리의 긴장근육 운동은 근육의 근방추(筋紡錘)를 흥분시켜 뇌간망양체부활계(腦間網樣體賦活系)를 자극하고 이를 통해 뇌 지각의 둔화를 방지하여 기억력 상승에 도움을 준다.

POINT 29

고령의 환자는 보행 운동을 시작하기 전에 먼저 발가락끝 딛고 서기 체조를 하루 2~3회, 1회에 30~50회씩 하는 것부터 시작한다. 특히 다리와 허리가 약한 환자는 물건을 잡고 시작하고, 근육이 만들어지면 점차 손을 놓고 해보도록 한다. 이 발가락끝 딛고 서기 체조는 간단해 보이지만, 계속해서 하는 것은 어렵다. 그래서 최근 들어 환자에게 지도하는 방법은 파블로프(Pavlov)의 조건반사를 이용하여 기상 시와 취침 전에 화장실에서 반드시 30~50회 발가락끝 딛고 서기를 하는 방법이다. 이 방법은 효과적이므로 환자가 직접해야 한다.

발가락끝 딛고 서기를 할 수 있게 되면, 근육 트레이닝을 병용한다. 근육운동은 걷기, 달리기 등의 동적 운동(아이소토닉 트레이닝)과 일정 자세를 유지하여 근육에 가능한 한 힘을 넣어서 근육수축을 일정 시간 유지시키는 정적 운동(아이소메트릭 트레이닝), 그리고 근육의 유연성을 유지하는 체조를 병행하면 효과적이다. 정적 운동의 지속시간은 헤팅거(Hettinger)의 이론*에 따르면, 1회 7초 정도가 충분하다고 한다.

일본 병원의 경우, 이와 같이 근육 트레이닝을 계속할 수 있는 체조를 할 때에 환자에게 혈당자가측정용 노트를 준다. 발가락끝 딛고 서기 체조, 7초간 체조, 라디오 체조, 보행 시의 보수를 매일 기재하여 외래진찰 시에 지참하도록 하고, 2장으로 묶인 것 중 한 장을 진료록에 첨부한다.

너무 엄격한 운동 계획은 요구 수준이 지나치게 높아 계속하기 어려우므로, 환자는 의사와 의논하여 무리가 없는 선에서 운동을 시작하는 것이 좋다. 운동 계획은 환자의 몸 상태에 맞춰 세워야 운동 치료를 계속하는 동기부여가 된다.

---

* 헤팅거의 이론 : 독일의 운동 생리학자 헤팅거 교수의 근력 증강 이론. 1회 7초간 아이소메트릭 운동을 실시하면 근력이 확실하게 증강하지만, 그렇다고 그 이상 시간을 연장해도 효과에는 변화가 없다는 이론.

동적 운동, 심장에 대한 부담을 고려하여 50세 이상에게는 조깅보다도 걷기를 권장한다. 근육의 2/3가 하반신이나 허리에 있고 근육에 긴장근섬유가 많다는 것, 조깅에 비해서 심장에 부담이 적다는 것이 걷기의 좋은 이유이다. 이미 기술한 바와 같이 걷기는 긴장근이 어느 정도 되어서부터 시작하는 것이 좋다. 하지만 외래 환자의 대부분이 바빠서 걸을 시간이 없다고 말한다. 또한 귀가 후 걷기는 운동을 좋아하는 사람이나 의지가 강한 사람이 아니면 좀처럼 계속하기가 어렵다.

POINT 30

효과적인 걷기 방법은 통근시간, 쇼핑 시간을 잘 이용하는 것이다. 한 정거장 떨어져 있는 할인매장에서 쇼핑을 한다든지, 회사 한 정거장 전에 내려서 걷는 등의 방법을 이용하면 운동이 된다. 그리고 버스를 이용하거나 쇼핑을 하는 데서 절약한 돈을 모아 비싼 식사를 한다든가 보통 때 사지 못했던 물건을 산다면 부수적인 즐거움으로 걷기 운동을 계속할 수 있을 것이다.

E. 운동의 강도와 빈도

여러 연구의 결과, 최대 운동 강도의 40~60%의 운동을 1일 60분 정도 하는 것이 가장 알맞다는 사실이 밝혀졌다. 운동 강도의 기준은 맥박수로 나타내는 방법을 이용하면 편리하다. 최대 운동 강도의 40~60%의 운동에 상당하는 맥박수는, 20~30대는 110~130회/분, 40대는 105~130회/분, 50대는 100~125회/분, 60세대 이상은 100~120회/분 정도이다.

운동 부하로 혈액순환 수요가 증가하면 청장년층에서는 맥박수의 증가로 나타나고, 높은 연령층에서는 혈압의 상승으로 나타난다. 고령자는 동맥경화를 수반하여 심장이 같은 조율로 1분 동안에 60회 이하로 뛰는 일도 적지 않다. 이와 같은 경우, 심한 운동을 하면 맥박은 증가하지 않고, 혈압이 상승하기 때문에 주의하지 않으면 안 된다.

운동량의 기준으로는, 운동 직후 피로한 정도, 발한 정도나 운동 실시 후 식욕의 정도, 수면 장애의 유무, 일에 대한 의욕 등도 참고가 된다.

POINT 31

운동은 매일 해야 좋다는 식의 강박관념을 가지지 않도록 한다. 운동을 매일 해서 효과를 기대할 수 있는 것은, 겨우 30대까지이다. 40대, 50대에서는 1주에 5~6회, 60세 이상에서는 2~4회 정도로 하는 것이 좋다. 운동 효과는 3일간 지속되므로 1주에 2회의 운동이라도 연속 2일을 하는 것보다 간격을 두어 하는 것이 좋다.

당뇨병 환자가 연속으로 운동을 하면 근육통이 발생하거나 피로가 누적된다. 이 상태에서 혈당을 측정하면, 운동요법을 하기 전과 비교하여 효과가 없을 수도 있다. 이는 과도한 운동에 따른 신체적, 정신적 스트레스 때문이라고 생각된다. 이런 경우, 며칠 동안 운동을 중단하고 쉬면 혈당이 떨어지는 것을 보게 된다.

운동이 단백 대사에 미치는 영향을 생각해보면, 운동에는 단백 동화작용, 이화작용이 있다. 즉, 근육의 합성과 분해가 운동에 의해서 일어나게 된다. 10대, 20대에서는 동화작용이 이화작용보다도 강하므로 매일 운동을 하면 근육이 활발하게 만들어진다. 30대가 되면 동화작용과 이화작용이 같은 정도로 일어나고, 40~50대가 되면 동화작용이 저하되며, 60세 이상이 되면 동화작용은 더욱 약해진다.

POINT 32

따라서 나이가 들면 들수록 운동 강도나 운동의 빈도를 서서히 줄일 필요가 있다.

F. 운동 전 건강 체크

당뇨병, 지질 이상, 비만 등의 생활습관병 환자는 관절 장애, 심장 장애, 신장 장애 등의 여러 가지 합병증을 수반하고 있는 경우가 많다. 따라서 운동을 시작하기 전에 담당의사에게 문의를 하거나 진찰을 받고, 혈액·요검사, 안저검사, 안정·부하 시 심전도 검사, 흉부 XP 검사, 복부 에코 검사 등 충분한 건강 체크를 해둘 필요가 있다.

G. 걷기

다음은 걷기를 할 때 주의해야 할 사항이다.

① 준비 운동과 마무리 운동을 꼭 한다

준비 운동은 지배 신경과 운동근 간의 협동성을 높이기 위해서 한다. 중년 이후가 되면 신경과 근육의 협동성이 떨어지므로 준비 운동은 적어도 10분 정도 해야 한다(p.128). 걷기 후에는 다리나 허리 근육, 지배 신경에 피로가 축적되므로 이를 완화하여 신체를 원 상태로 되돌릴 수 있도록 마무리 운동을 한다. 마무리 운동으로 가벼운 유연체조 등을 10분 정도 하는 것이 좋다(p.132). 다리 마사지도 근육의 피로를 풀어주는 좋은 방법이다. 특히 발바닥을 충분히 지압하거나 주물러 주는 것이 좋다(p.134).

② 걸을 때는 신체 축을 의식한다

신체에 좌우 방향의 수평축이 있다고 의식하여 걸을 때에는 이 축이 위아래로 흔들려서 일정한 위치에서 벗어나지 않도록 주의한다. 또 전후 방향의 수평축을 의식하여 이 축이 좌우로 약간 흔들려서 일정한 위치에서 벗어나지 않도록 주의한다(p.129).

POINT 33

걸을 때는 등과 가슴을 곧게 펴고, 턱은 끌어당긴 상태에서 머리는 꼭대기에 밧줄을 매달아 끌어올리는 듯한 느낌으로 걷는다. 이때 항문은 조여준다.

③ 발의 착지는 뒤꿈치부터 한다

발을 착지할 때에는 발뒤꿈치부터 발가락 끝순으로 한다. 걸을 때 자신의 구두 소리를 주의하여 들어보면 자신이 발을 어떻게 착지하는지 쉽게 알 수 있다(p.130).

POINT 34

착지가 올바르지 못할 경우에는 착지를 할 때 스치는 소리가 들린다. 올바른 착지의 경우 오동나무 상자를 두드렸을 때와 같은 소리가 난다. 특히 비가 오는 날이나 낙엽 위를 걸을 때 샌들을 신고 걸으면 소리가 보다 또렷이 들리므로 시험해보기 바란다.

④ 운동의 강도는 맥박수로 조절한다

운동의 강도는 보행 시 맥박을 참고로 한다. 맥박수는 20~30대는 110~135회/분, 40대는 105~130회/분, 50대는 100~125회/분, 60세 이상은 100~120회/분 정도가 기준이 된다(p.131).

⑤ 인터벌 트레이닝 방법을 잘 응용한다

앞에서 보여준 맥박수를 이용하여 걸을 경우, 고령자는 근육 피로가 생겨 걷는 자세가 이상해지고, 관절과 근육이 아플 수 있다. 따라서 10~15분 운동을 한 후 5분 정도 휴식을 취하는 것이 좋다(p.131). 장년층도 개인의 몸 상태에 따라 운동 계획을 세우는 것이 좋다.

⑥ 운동 시 팔 흔드는 방법

팔은 안쪽에서 바깥쪽으로 팔꿈치를 뒤로 밀어내듯이 흔든다. 그것에 맞춰서 발을 앞쪽으로 뻗으면 걷기가 쉽다(p.130).

⑦ 발은 수직 방향으로 찬다

효율적으로 전진하려면 땅바닥에 대한 반발력이 있어야 한다. 즉, 발차기를 잘해야 한다. 강하게 차서 앞으로 가려면 후방으로 강하게 찬다고 이해하기 쉽다. 그러나 실제로 후방으로 차면 빨리 걷지 못한다. 후방으로 차면, 반대쪽 발이 착지했을 때에 뒷발이 남게 되어 허리의 위축으로 충분히 찰 수 없게 된다(p.130).

POINT 35

빨리 걸으려면 수직 방향으로 발을 차야 한다. 걸을 때 바로 밑을 차더라도 몸은 이미 앞으로 나아가고 있으므로 앞으로밖에 나아가지 않는다. 앞으로 나온 발이 바로 밑 지면을 차는 순간에 뒤에 놓인 발이 따라 잡으면 허리가 자연히 앞으로 나가서 걸을 수 있다.

⑧ 좋은 운동화를 신는다

평지를 걸을 때에도 체중의 1.2~1.5배 정도의 과중이 더해지는데, 조깅을 하거나 내리막길을 걸을 때에는 체중의 2~3배가 더해지므로 운동화는 충격흡수율이 좋은 것을 신도록 한다.

POINT 36

걷기용으로 개발된 통 신발 및 기성화가 좋다. 무게가 가볍고, 착지할 때 쇼크를 효율적으로 흡수할 수 있는 소재의 운동화를 선택한다. 종아리, 허리 부분의 관절 장애나 근육 장애의 방지를 위해서도 필요하다.

Dr. 나리미야 마나부의

실천 포인트 에센스

먹는 것을 좋아하고 운동을 싫어하는 환자에게

운동의 실제

발가락끝 딛고 서기 체조

POINT 37

다리 근육 힘이 저하된 환자는 먼저 근육 업 운동을 하는 것이 중요하다.

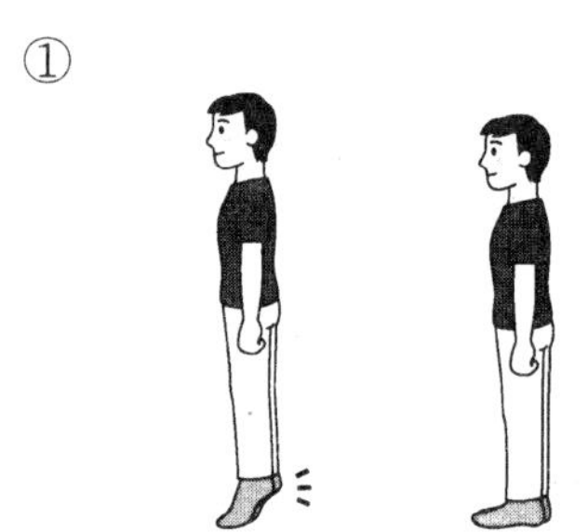

① 발이 약한 사람은 발가락끝 딛고 서기 체조를 한다. 발 뒤꿈치를 올리고, 발가락 끝으로 서는 것을 아침, 저녁으로 50회씩 한다. (근육이 수축되기 때문에 발의 부증이 풀린다.)

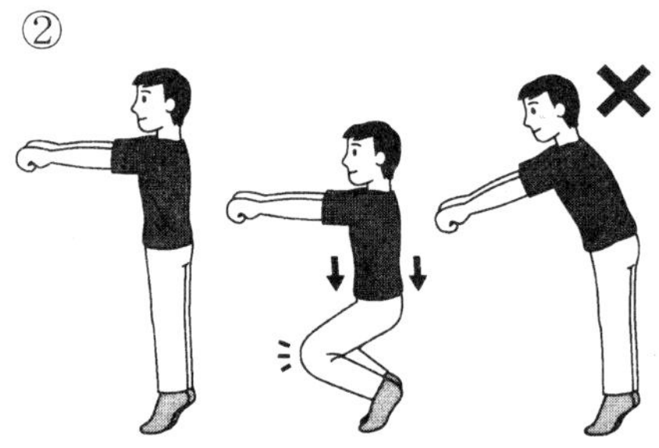

② 발가락끝 딛고 서기를 간단하게 할 수 있으면 이 단계를 한다.
· 양손을 앞으로 내민다.
· 등을 곧게 편 채로 무릎을 구부린다. [등살, 넓적다리(대퇴)의 근육이 강하지 않으면 할 수 없다.]
· 물건을 드는 것 같은 느낌으로 상체를 일으킨다(처음에는 잘 되지 않는다). 10~20회부터 시작한다.

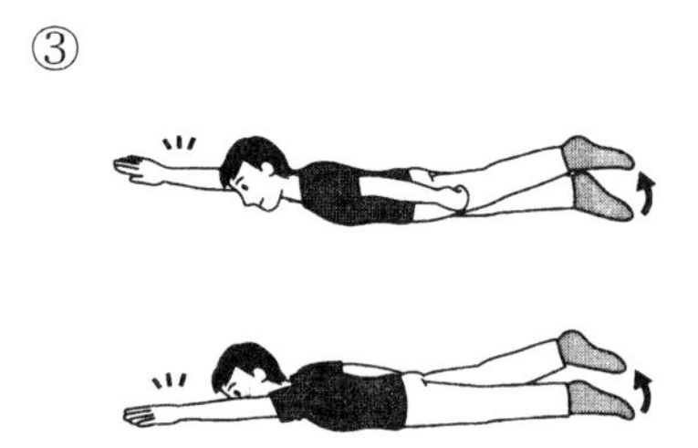

③ 등살을 강하게 하는 운동
· 배를 깔고, 한쪽 손과 반대쪽 되는 발을 함께 올린다. 7초간 이 자세를 유지한다.
· 반대쪽도 같은 방법으로 7초 동안 한다.

※ 나이가 들어 발과 허리가 약하게 되는 것은 등살, 넓적다리 근육, 종아리 근육이 약해지기 때문이다.

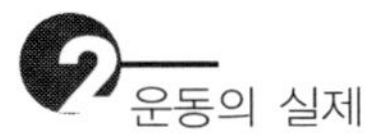

운동의 실제

보행의 축

POINT 38

- 좌우 방향의 수평축을 의식하여 축이 상하로 약간 흔들려서 일정한 위치에서 벗어나지 않도록 걷는다. 또 전후 방향의 수평축을 의식하고 그 축이 좌우로 약간 흔들려서 일정한 위치에서 벗어나지 않게 주의한다.
- 발을 착지할 때에는 뒤꿈치부터 발가락 끝순으로 한다.

① 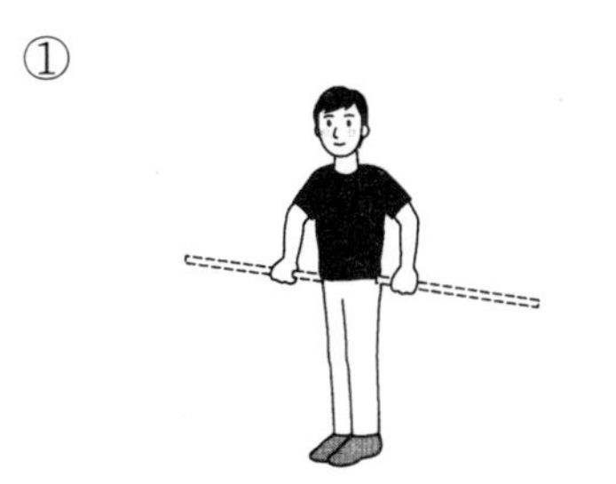

① 허리 좌우에 평행한 봉이 있다고 가정한다. 봉은 항상 똑바로 되도록 의식한다.

② 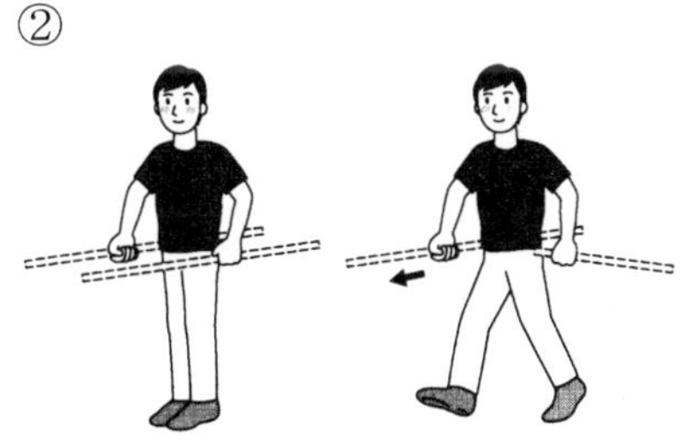

② 허리 위치에 전후 방향의 봉이 있다고 가정한다. 봉이 상하로 움직이지 않고 평행되게 움직이도록 의식한다.

③ 착지는 뒤꿈치부터 한다.

③ 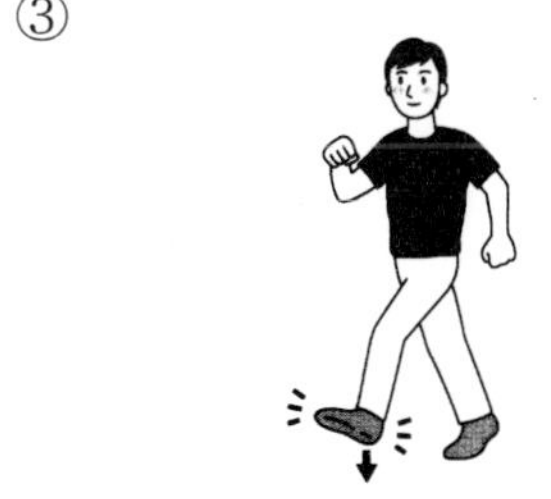

※ 걷기의 시작과 끝에는 준비 운동과 마무리 운동을 한다.

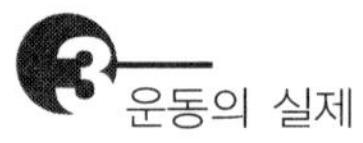

운동의 실제

운동 시 팔 흔드는 방법

POINT 39

- 팔은 안쪽에서 바깥쪽으로, 팔꿈치를 뒤쪽으로 밀어내는 것같이 리듬에 맞추어서 흔들면 걷기 쉽다.
- 발바닥 가운데에서 바로 아래로 발을 차듯이 착지한다.

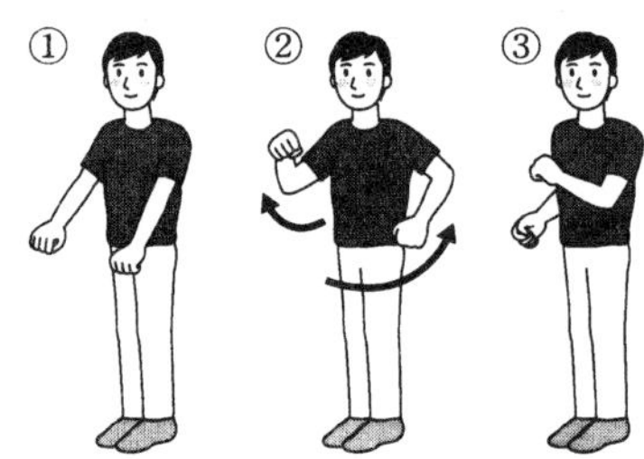

① 가볍게 주먹을 쥔다.
② 팔은 팔꿈치를 걷어차는 것과 같은 기분으로 리드미컬하게 흔든다.
③ 앞쪽으로 오는 팔 방향은 안쪽을 향하게 한다.

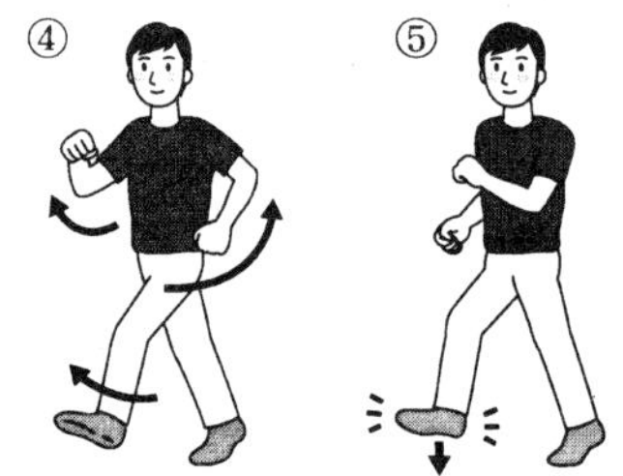

④ 팔꿈치가 뒤로 갈 때 발을 걷어찬다.
⑤ 착지는 발바닥의 가운데서 발을 내리듯 바로 아래로 한다.

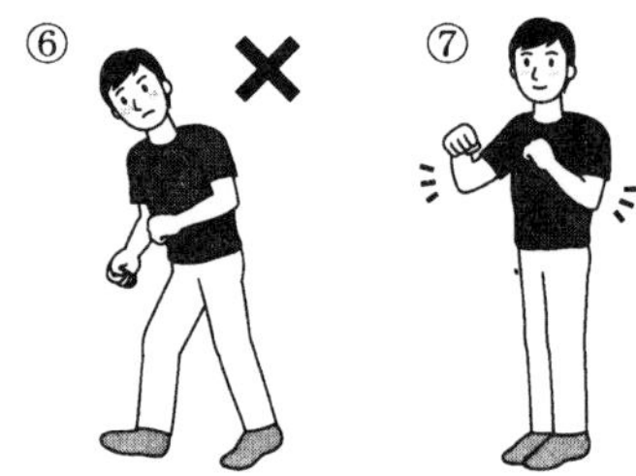

⑥ 발에만 집중하면 몸이 앞으로 기울게 된다.
⑦ 걸을 때는 팔을 의식한다.

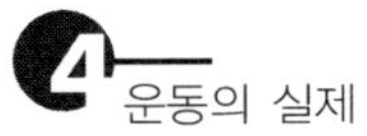

실제 보행하기

POINT 40

- 걷기를 시작하기 전에 반드시 준비 운동을 한다.
- 걷기를 할 때에는 자세에 유의한다.
- 익숙하게 되면 자연 경관을 감상하며 운동을 한다.

- 준비 운동을 할 때 가벼운 유연체조도 함께하며, 지배신경과 운동근의 협동성을 높이기 위해서 10분 정도 몸을 풀고 걷기를 시작한다.
- 보행 시에는, 보행의 축, 팔의 움직임, 발차기 등을 의식하면서, 가볍게 땀이 날 정도의 스피드로 걷는다.
- 익숙하게 되면, 자연 경관을 감상하며 운동을 한다.

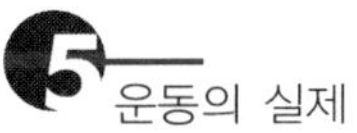

맥박 측정

POINT 41

- 운동은 가볍게 땀날 정도로 한다.
- 운동 강도는 보행 시의 맥박을 참고하여 50~60세대 이상은 최대 운동 강도의 60 % 선에서 120회/분 정도로 하는 것이 효과적이다.

- 운동 강도는 보행 시의 맥박을 참고로 한다. 20~30대의 맥박수는 110~135회/분, 40대는 105~130회/분, 50대는 100~125회/분, 60세 이상은 100~120회/분 정도가 기준이 된다.
- 고령자는 운동 시에 맥박이 별로 증가하지 않으나 혈압이 상승할 수 있기 때문에 호흡이나 심박을 고려하지 않고 땀이 가볍게 날 정도로 운동하는 것이 좋다.

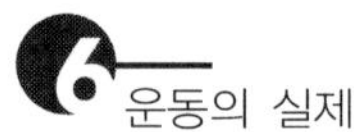

운동의 실제

인터벌(interval : 간격) 트레이닝

POINT 42

- 올바른 자세를 유지할 수 있도록 걷는 것이 필요하다.
- 인터벌의 트레이닝 방법을 응용한다.

· 운동하는 습관이 없는 사람이 한 번에 스피드를 내어 30분 정도 걸으면 심장에 무리가 올 수 있다. 또한 긴 거리를 한숨에 걸으면 근육이 피로해져서 동작에 제한을 받는다. 때문에 조금 쉬었다가 다시 걷는 인터벌 트레이닝이 필요하다.
· 피곤하지 않을 정도의 거리(근육이 피로하지 않는 거리)에서 조금 빠른 걸음으로 걷고, 조금 쉬는 것을 반복한다.
· 한 번에 끝내려고 하면 나쁜 습관이 몸에 붙어서 관절에 무리가 오고 허리나 무릎에 통증이 생길 수 있다.

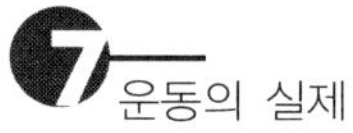

운동의 실제

운동의 마무리

POINT 43

운동을 마칠 때는 마무리 운동을 한다.

· 많이 걸으면 심장에 무리가 오므로 쉬면서 걷는다.
· 운동을 마칠 때에는 마무리 운동을 잊지 말고 한다. 걷기 운동 후에는 다리나 허리 근육이 지배신경에 축적되므로 신경·근의 흥분을 완화시킬 필요가 있다. 이를 위한 방법으로 가벼운 유연체조를 10분 정도 하는 것이 좋다.

운동을 싫어하는 사람에게

운동을 지도하면서 느끼는 것은 개인차가 심하다는 것과, 운동을 좋아하지 않는 사람이 당뇨병이나 비만인 경우가 많다는 것이다. 운동 목표는 개인에 맞게 설정해야 한다. 처음에는 목표를 낮게 설정하여 성취감을 느끼고, '하면 된다'는 자신감을 얻는 것이 중요하다. 아무리 운동요법에 대해 설명해도 그대로 하지 못하는 환자가 많다. 육체를 움직이는 관점과 운동을 즐기는 관점에서 운동에 접근하는 것은 엄연히 다르다. 즐기는 관점으로 접근하게 되면, 환자는 내버려두어도 스스로 운동량을 높이고, 계속해서 운동을 하게 된다.

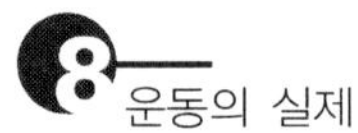

8 운동의 실제

발 마사지

POINT 44

다음날에 발이 피곤하지 않도록 발 마사지를 한다.

①

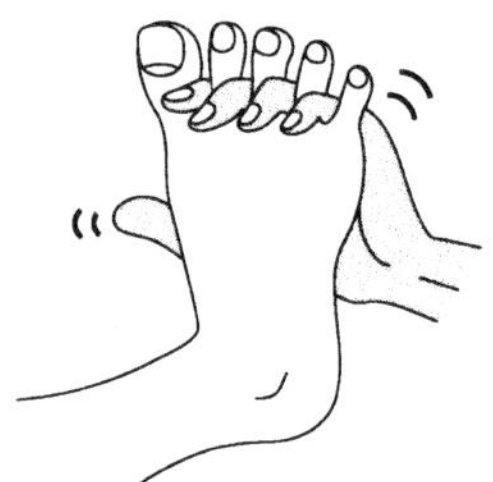

① 발가락 사이에 손가락을 집어넣어 부드럽게 마사지한다.

②

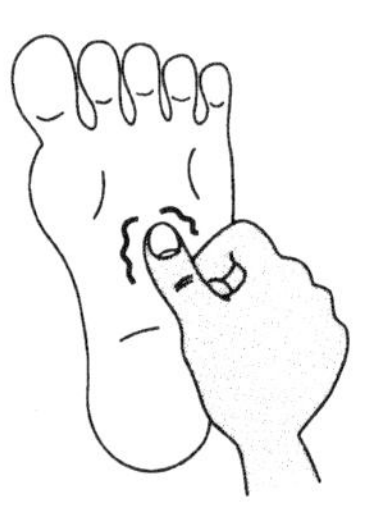

② 발바닥의 엉긴 피를 손끝으로 두드린다.(발바닥에는 엉긴 피가 많다.)
 · 눌러서 아픈 곳은 문제가 있는 곳이므로 누르지 않는다.
 · 눌러서 기분이 좋은 곳을 엄지손가락으로 누른다.

※ 발 마사지는 피곤을 푸는 것으로, 목욕 후 한다.

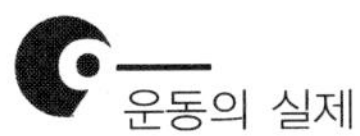

어깨결림을 없애는 체조

POINT 45

잠자기 전에 간단한 체조로 어깨결림을 풀어준다.

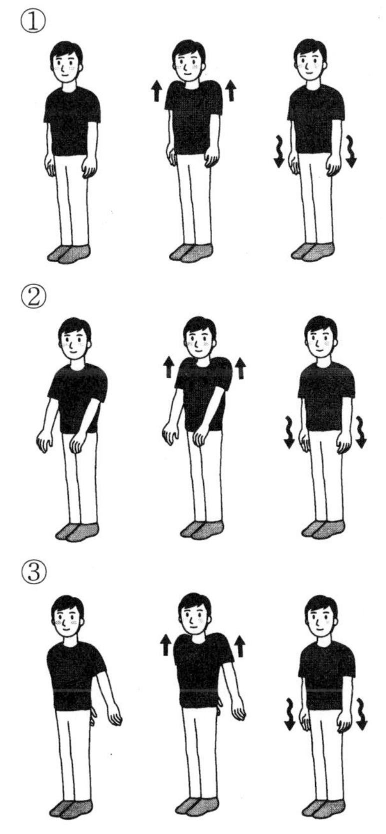

① 손을 축 늘어뜨린 후 어깨를 힘껏 위로 올린다. 올라간 곳에서 근육에 힘을 넣은 채 7초를 센다. 힘을 빼듯 손을 축 내린다.

② 팔을 앞으로 내민 상태에서 어깨를 힘껏 위로 올린다. 올라간 곳에서 근육에 힘을 넣은 채로 7초를 센다. 힘을 빼듯 손을 축 내린다.

③ 팔을 뒤로 하고, 어깨를 힘껏 올린다. 그 상태로 근육에 힘을 넣은 채로 7초를 센다. 힘을 빼듯 손을 축 내린다.

※ 하루 한 번 ①~③을 자기 전에 한다. 보통 움직이는 근육의 반대쪽 근육을 긴장시키기 때문에 어깨결림의 원인이 되는 대상근(對象筋)의 흥분이 경감된다. 따라서 약을 붙이는 것보다 더 나은 효과를 볼 수 있다.

　　일본 국립 니시사이타마 중앙병원에서는 소수의 2형 당뇨병 환자를 대상으로 개별 지도에 의한 운동요법의 혈당 개선 효과를 검토하였다.

1) 대상

- 2형 당뇨병 환자
- 당뇨병 치료를 목적으로 입원 중인 환자
- 건강검사 결과 운동이 가능한 환자
- 주로 식이요법, 운동요법으로 혈당치를 조절하는 환자

2) 방법

- 실시 시기 : 입원 초기 연속으로 이틀, 식후 2시간 동안 동일한 시간대에 측정
- 운동 : 평지 보행
- 운동 지도 방법 : 개별지도
- 운동 강도 : 심박수 100~120회/분
- 실시시간 : 30분

3) 결과

	안정 시 혈당 변화율(%)	운동 시 혈당 변화율(%)
①	1.775	41.39
②	37.01	49.11
③	33.33	45.45
④	12.58	41.32
⑤	43.61	53.3
⑥	−13.88	22.15
⑦	39.21	14.08
⑧	2.343	26.75
⑨	22.07	56.41
⑩	23.18	44.54
⑪	−9.756	26.38
⑫	28.42	39.81
⑬	47.2	63.49
⑭	5.188	52.92
⑮	24.08	37.35
⑯	21.27	28.03
⑰	37.07	45.85
⑱	31.15	56.31
평균치	21.4	41.3

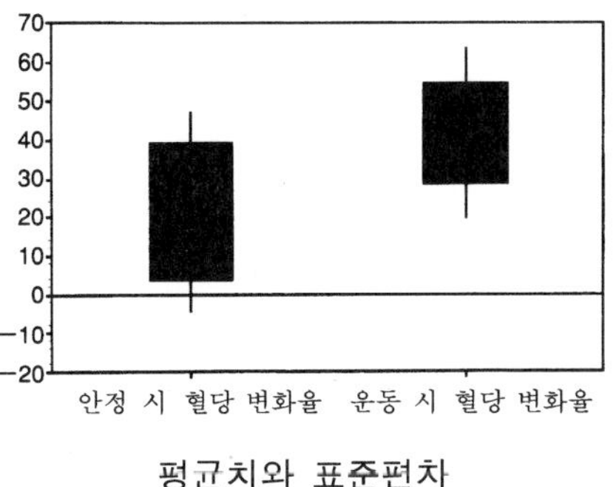

평균치와 표준편차

감상의 중요한 예

- 운동요법에 대한 생각의 변화
- 운동에 대한 의욕의 증진
- 구체적인 운동 방법의 습득
- 운동의 효과를 실감
- 계속할 수 있다는 자신감

마무리

- 안정 시의 혈당 변화율과 운동 시의 혈당 변화율의 차가 확인되었다. 확률 값(p치) = 0.0000919
- 환자에게 운동에 대한 동기부여가 되었다.

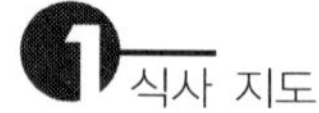
식사 지도

디지털카메라로 식생활 조절

　병원식에서는 ③과 같이 주식＋주채＋부채 2품목의 형태를 갖추어 먹도록 지도한다. 주식은 환자 상태에 따라 섭취한다. 집에서도 주식만은 계량하여 병원에서 먹는 양과 같도록 한다. 주채는 한 식사당 한 품종 정도로 한다.

　②는 남성 환자에게서 찾아볼 수 있는, 에너지가 초과된 식단이다. 이들의 밥상은 생선, 계란 등의 단백원 위주로 되어 있다. ①은 감자류가 주식과 같은 에너지원이라는 인식이 없고 야채 위주로 식단을 차린, 여성 환자들에게서 발견되는 식사 패턴이다.

　식이요법을 실행하는 데에는 디지털카메라가 유용하게 쓰인다. 식사 전 음식을 디지털카메라로 찍으면 반찬 수가 많다든가 하는 식의 확인이 가능하다. 이 방법은 환자의 가족이나 담당의사도 확인할 수 있다는 장점이 있다. 외식을 하더라도 사진을 찍어서 지시량을 초과했는지를 체크할 수 있다.

　잘못된 점을 눈으로 확인하고 실천해야 변화를 기대할 수 있다. 하지만 눈으로 확인하는 것에도 한계가 있으므로 반드시 계량하는 습관을 길러야 한다.

집에서의 식사

① 환자 A의 점심 식사

밥	105g
연어구이 생선	작은 것 한 토막
찐 것(호박, 토란)	작은 것 1쪽씩
샐러드(상추, 오이)	1접시
바나나	1개

<u>488 kcal</u>

② 환사 B의 점심 식사

밥	200g
계란 프라이	1개
구운 꽁치	1/2토막
찐 것(고구마 · 양파)	큰 접시 1개
시금치 절임	작은 접시 1개
식초 무침(오이, 미역)	작은 접시 1개

<u>688 kcal</u>

병원에서의 식사(하루 1200kcal)

③ 병원식

밥	100g
장아찌	30g
곁들인 야채	
버섯볶음[버섯(35g)]	
단식초에 담근 생강	
죽순과 미역 끓인 것	
(생미역 7g, 찐 버섯 90g)	
소송채 절임(소송채 45g)	
포도	1/2개

<u>412 kcal</u>

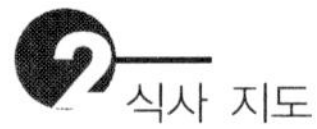

그릇에 음식 담기로 식사량 조절

그릇에 음식 담기는 자신의 음식 섭취량을 정확하게 알기 위해 필요한 방법이다. 주식인 밥은 그릇이 바뀔 때마다 섭취량을 얼마로 할 것인지 주의해야 한다. 항상 먹고 있는 그릇이라면 양을 대충 알 수 있지만, 도시락 용기, 외식, 주먹밥일 경우에는 그릇의 변화에 따라 중량 차이가 있다. 식이요법을 오래한 사람이더라도 저울에 음식량을 재어보는 것이 좋다. 주채의 중량은 생선이나 고기는 굽는다든지, 찐다든지 함으로써 중량차가 생긴다. 식품교환표를 참고하여 조리에 따른 차이를 계산한다. 야채는 대부분 부족하게 담는 사람이 많다. 식사 때마다 접시를 사용하여 야채의 양을 재면 좋은 식습관을 만들 수 있을 것이다.

이와 같이 남성이라도 그릇에 음식 담기를 배우면 외식이나 연회에서 음식물의 선택이나 양에 대해서 참고할 수 있다. 이것은 섭취할 음식을 잘못 선택한다거나 과식을 예방하는 데 도움이 된다. 또 조리를 하는 사람이 환자일 경우에는 짐작으로 양을 재던 습관을 버리고 계량하는 습관을 기를 수 있을 것이다.

그릇에 음식 담기를 함으로써 몸에 익히는 효과는 크다. 실제로 니시사이타마 중앙병원에서는 그릇에 음식 담기 지도 후 2회째의 외식에서 식사를 체크하는데, 이때 식사에서는 거의 대부분이 지시 에너지의 범위 이내에서 식사를 하고, 야채의 양도 1회째보다 풍부하게 되어 주식을 계량할 수 있게 되었다.

계량은 매우 신중하게 해야 한다. 먹고 있을 때는 긴장도 풀리고 잠시 잠깐 먹는 즐거움에 빠질 수 있지만, 식사로 영향을 받을 자신의 건강을 생각하며 엄격하게 계량해야 한다.

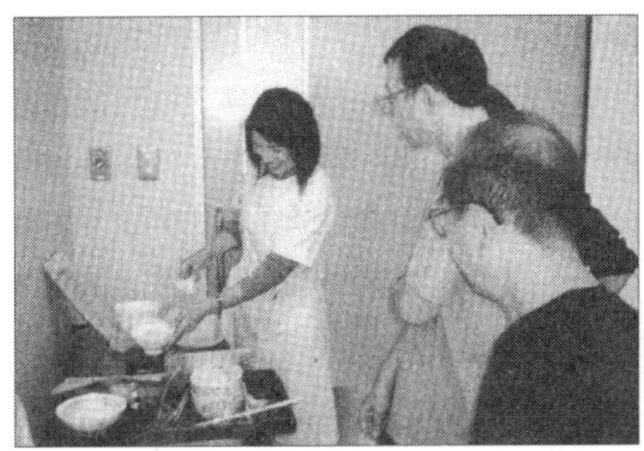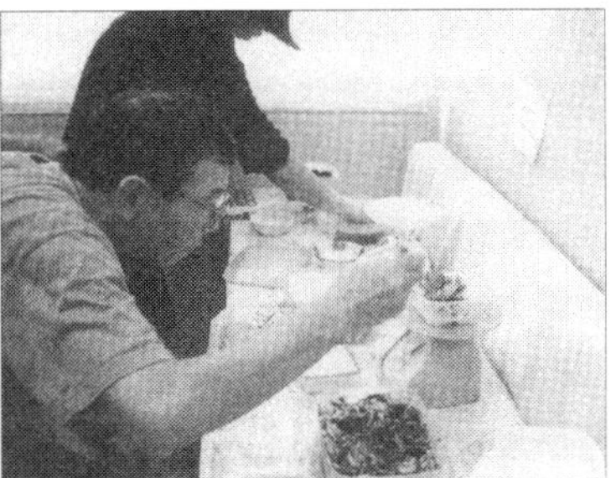

일본 국립 니시사이타마 중앙병원에서 실시하는 그릇에 음식 담기 지도(한 사람씩 그릇에 음식을 담는다)

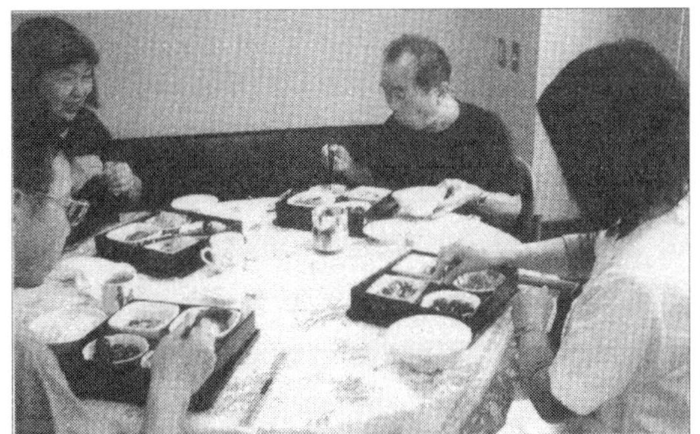

그릇에 음식 담기 지도가 끝난 후 식사하는 모습

● 환자의 마음

- 음식 담기 지도를 받았어도 반찬을 과다 섭취하는 경우가 있다.
- 가족 중에 케이크나 만두를 먹고 있는 것을 보면 자기도 먹고 싶어진다.
- 친구들을 만나는 자리에서 음주 제한이 느슨해지는 수가 있다.
- 과일은 별 생각 없이 과하게 먹는 경우가 많다.

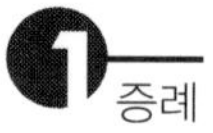

외식이 많은 독신 남성의 예

35세, 남성, 설계기사, 독신

- 가족력 : 부친이 당뇨병

- 현재까지의 병력 : 잔뇨감이 있어서 비뇨기과에서 진료를 받았더니 방광염으로 진단되었고 이때 요당 양성이 발견되었다. 외래진찰 때, 공복 시 혈당치가 167mg/dl, HbA$_{1C}$ 8.8 %로, 당뇨병으로 판정받았다. 회사 건강검진에서는 전년까지 요당 검사에서 양성 반응이 없었다. 자각 증상으로는 수년 전부터 종아리 뒤쪽에 경련이 있었다. 과거 체중은 20대 전반 때에 73kg이었고, 그 후 서서히 체중이 증가하여 28세 때 최대 97kg까지 나갔다. 1년 후에 90kg까지 감량하여 90kg 전후를 유지하였지만, 수년 전부터 체중이 서서히 감소하였다.

- 신체적 소견 : 신장 180cm, 체중 86.1kg, 지방률 32.4 %, BMI 26.6, 체온 36.4℃, 혈압 114/64mmHg, 맥박 72회/분, 호흡 22회/분·깊이 정상. 흉부를 타진하여 나는 소리는 없다. 복부간은 2횡지 촉지(橫指)에서 만져 알 수 있고 비장, 신장은 만져서 알 수 없다. 종아리부종과 근육수축은 나타나지 않는다. 진동감각의 저하도 없다.

- 치료 방법 : 당뇨병의 식이·운동요법을 장기간에 걸쳐서 해야 한다. 여기서 방법이 문제가 된다. 초기에는 환자가 의사의 지시사항을 잘 지키지만, 지시 사항을 점점 어기는 일이 많다. 특히 독신 남성의 경우, 회사일을 이유로 식이·운동요법을 지키지 않는 수가 많다. 이런 경우 환자의 생활 스타일을 조사해서 현실적으로 대응하는 것이 성공할 가능성이 크다.
앞에서 제시한 사례는 독신 남성으로 거의 외식을 주로 하는 사람의 예였다. 점심은 회사 부근의 음식점에서 해결하고, 저녁 또한 잔업이 많아 밖에서 먹는 일이 많았다. 통근은 자가용으로 하기 때문에 걷는 일이 적다. 만보계로 하루 평균 걸음 수를 조사해 보니 3000보 전후였다.

외식은 영양이 불균형하기 쉬우므로 가족들과 지내면서 도시락을 만들어 먹는 것이 좋다. 또 정기적인 운동을 해야 한다. 그러나 지도를 하여도 실패하는 수가 많다.

외식을 하더라도 메뉴를 고려하여 식이요법을 실행하고, 통근할 때에는 전철이나 버스를 이용하여 걷는 시간을 늘리는 것이 좋다. 아침, 저녁에는 발가락끝 딛고 서기 체조를 하는 것이 좋다.

• **치료와 검사** : 검사 결과 공복 시 혈당치 167mg/dl, HbA$_{1C}$ 8.8%로 당뇨병으로 판명되었다. 75g 경구 포도당 부하 검사는 당뇨병형을 나타내고, 인슐린 반응은 지연증대형이었다. 포도당 부하 검사는 당뇨병의 진단과 함께 인슐린 분비능을 아는 데에도 필요하며, 고혈당의 경우 이외의 검사는 연 1회 정도 실시하고, 내당능과 인슐린 분비능의 변화를 알아봐야 한다. 또 검사 결과 지방간이 있는 것을 알 수 있었다. 신장 180cm, 체중 86.1kg, 지방율 32.4%, BMI 26.6으로 비만 가능성이 있었다. 이것이 이 환자의 당뇨병과 지방간의 합병에 관여하고 있다고 생각된다.

칼로리는 표준체중 1kg당 28kcal, 하루 2000kcal를 기준으로 하였다. 먼저 아침을 확실히 먹도록 지도했다. 점심은 근처의 슈퍼에서 두부, 메주콩 등의 콩제품류와 생선구이, 생선조림, 생선회 등의 어류, 꼬치, 야채 삶은 것, 샐러드, 해조류, 밥, 빵을 구입하게 하여 육류, 튀김, 기름에 볶은 음식은 피하게 하였다. 또 회사 가까이에 초밥 판매점이 있으므로 주 1회는 초밥을 사먹게 하였다. 식사에 다양성을 주기 위하여 주 2회 정도 외식을 허락하였다. 집에서 가까운 음식점을 조사해보니 중화요리점, 라면집밖에 없고 메밀집은 회사에서 걸어서 20분 거리에 한 곳이 있을 뿐이었다. 그래서 주 1회는 운동요법을 겸해서 메밀집으로 가도록 하고, 1회는 중화요리점이나 라면집에서 탕면, 기름으로 볶은 야채 등을 먹게 하여 야채를 섭취하는 수단으로 이용하게 하였다. 저녁 식사는 외식을 하더라도 덮밥류는 피하게 하였다.

통근은, 자동차는 되도록 피하고 20분쯤 걷도록 하였다. 아침과 저녁에 화장실에서 발가락끝 딛고 서기 체조를 실시하고 평소에 계단을 이용하도록 하였다. 그 결과 하루의 걸음 수는 8천~1만 보 정도까지 증가하였다.

• 치료의 경과와 검사 데이터의 추이 : 이 환자의 경우 식사와 운동의 목표를 라이프 스타일을 기초로 현실적으로 설정하였기 때문에 정신적으로 부담이 덜 되었던 것 같다. 그 결과 공복 시 혈당치는 4개월 후 167mg/d*l*에서 118mg/d*l*로, HbA$_{1C}$는 8.8%에서 6.3%로 저하되었다. 체중도 86.1kg에서 82.6kg까지 감소하였다. 더욱 흥미 있는 것은 지방계로 체지방의 추이를 조사해 보니 체지방이 27.9kg에서 23.3kg까지 감소한 데 비해 체지방량은 감소하지 않고 58.2kg에서 59.3kg으로 오히려 증가하는 모습을 보였다는 것이다. 이것은 식사 내용의 개선과 운동량의 증가에 의해서 골격근이 증가하였기 때문이라고 생각된다. 체지방량이 감소하면 체중 부하가 저하되기 때문에 할 수 있는 작업량도 줄고, 골격근량도 감소하게 된다. 따라서 체중 감소 때에 골격근량이 감소하지 않으면 그것은 골격근량의 상대적인 증가를 의미하는 것이며, 이번 사례와 같이 골격근이 증가한 것이다.

식생활도 개선되어 식사량도 감소하였다. 자극적인 음식의 섭취도 감소하였다. 걸어서 출퇴근하여 걸음 수도 늘고, 체중도 감소하였다. 최근에는 운동에도 적극적으로 참여하여 근육 업(up) 트레이닝도 병행하게 되었다.

• 다른 치료법의 선택 : 이와 같은 환자가 병원에 올 경우 원칙적으로는 식이요법과 운동요법을 철저하게 시킨다. 식사도 될 수 있으면

집에서 만든 것을 먹게 하고, 점심은 외식을 피해 도시락을 먹도록 지도한다. 외식은 당뇨병 환자들이 혈당 컨트롤을 실패하는 데 원인이 되는 경우가 많다. 외식이나 슈퍼에서 팔고 있는 반찬은 양념이 진하고 설탕, 소금, 간장, 기름 등을 많이 사용한다. 남성의 경우 자취를 하더라도 이 방법은 적극 활용해야 한다. 독신 남성의 경우 심각하다. 독신 남성은 외식을 할 때 음식의 종류를 먼저 고려해야 한다. 사별한 남성에게도 위험 요소가 많다.

치료에서 제일 문제가 되는 것은 환자 자신의 동기부여이다. 의사나 영양사가 지시하는 것에 환자가 수동적인 태도로 임하는 한, 치료에 성공하기 어렵다. 당뇨병이나 비만 치료에서 입원과 퇴원을 반복하는 환자들이 실패를 많이 한다. 왜 입원과 퇴원을 반복하는가 하면 환자가 치료에 수동적으로 임하기 때문이다. 입원해 있는 동안 환자는 식사 지시에 따르고 운동도 지시한 대로 하면 되니까 수동적인 태도가 되기 싶다. 하지만 퇴원하고 집에 돌아가면 식사도 운동도 전부 본인에게 맡겨진다. 그러므로 환자의 자세가 가장 중요하다. 환자의 치료에 필요한 1요소는 환자에게 동기를 부여하는 것이다. 동기가 부여되면 치료 효과가 빨리 나타날 수 있다. 환자에게 무리가 되지 않는 방법부터 시작하여 적응 단계를 거치면 환자의 태도도 능동적으로 바뀔 수 있다.

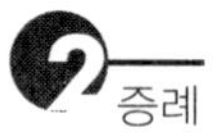

사업상 교제와 음주가 잦은 남성의 예

65세, 남성, 회사 경영

• 가족력 : 가족 중 당뇨병 없음.

• 현재까지의 병력 : 시내에서 교외로 이사하여 당뇨병 치료를 계속하기 위해 근처 병원에서 진찰을 받았으나 혈당 컨트롤이 불량하여 진찰을 받게 되었다. 외래진찰 때, 공복 시 혈당치 188mg/dl, HbA$_{1C}$ 12.2 %로 당뇨병 컨트롤이 불량이었다. 10년 전 검진에서 처음으로 당뇨병을 발견하여 처음에는 식이요법과 운동요법으로 치료를 하였지만, 3년 전부터 글리벤클라미드(glribenclamide)를 하루 2.5mg 투약하고 있다. 자각 증상으로는 수년 전부터 다리 저림, 종아리 경련이 있었고, 반년 전부터는 구갈, 다음, 다뇨 증상이 나타나고 있다. 체중의 변화는 20대 전반 때 55kg 전후였고, 이후 서서히 증가하여 30대 전반 때에는 최대 63kg까지 나갔다. 그 후 체중이 유지되다가 반년 전부터 체중이 감소하여 반년 동안에 체중이 5kg 감소하였다.

• 신체적 소견 : 신장 163cm, 체중 58.2kg, 지방율 20.2 %, BMI 21.9, 체온 36.5℃, 혈압 155/94mmHg, 맥박 68회/분, 호흡 24회/분·깊이 정상. 흉부를 타진하여 특기할 만한 사항이 없다. 복부간, 비장, 신장은 만져서 알 수 없고 다리부종과 근육 수축도 없다. 진동감각이 다소 저하되어 있다.

• 치료 방법 : 이번 사례에서 혈당 컨트롤 불량의 원인으로 음주가 지적되었다. 사업상 밤에 교제가 많고 음주와 식사가 혈당 악화에 크게 영향을 주고 있었다. 당뇨병 컨트롤은 금주와 집에서의 저녁 식사가 효과적이다. 이런 경우 음주 기회를 전제로 하여 어떻게 대처할 것인가를 생각해 보는 것도 필요하다. 이 책에서는 이와 같은 상

황에서 음주와 식사 방법을 어떻게 하였는지 살펴보겠다.

- **치료와 검사** : 검사 결과에서 공복 시 혈당치가 188mg/dl, HbA$_{1c}$가 12.2 %로 컨트롤이 불량한 당뇨병이며, 75g 경구 포도당 부하 검사는 당뇨병형을 나타내고, 인슐린 반응은 낮았다. 그러나 요중 CPR은 148μg/일로 인슐린 저항성을 수반하는 인슐린의 과잉분비를 보였다. 포도당 부하 시 인슐린 분비가 낮은 반응을 나타낸 데 비해 요중 CPR 1일 배설량은 증가하고 있다. 이것은 얼핏 보기에 모순으로 보이지만 식사자극에 대한 인슐린 분비를 반영하는 데 대해 포도당 단독 자극에 의하는 것을 의미하고 있기 때문이라고 생각된다. Unger 등의 보고에서도 혈당치가 115~200mg/dl 사이에서 포도당 자극에 대한 인슐린 분비는 저하하고 있지만, 아르기닌 등의 다른 자극에 대한 인슐린 분비는 불변하든가 증가하는 것으로 밝혀졌다. 이 환자는 혈중 요산치가 7.4mg/dl로 조금 높은 수치를 나타냈고, 혈중 총 콜레스테롤이 257mg/dl, 중성 지방이 249mg/dl로 고지혈증을 볼 수 있으며, 혈압도 155/94mmHg로 좀 높아 인슐린 저항성 증후군에 비해 지방률 20.2 %로 체지방량이 높은 것으로 보였다. 인슐린 저항성 증후군에 비해서 지방량이 많은 경향을 보였다. 최근에 이러한 증상이 동맥경화의 진행에 깊이 관여하고 있다는 사실이 분명히 밝혀졌다. 이 환자는 부하(double) ECG가 양성이고, 안저 소견은 H$_2$S$_2$ 와 동맥경화성 변화가 강하게 인정되었다. 환자의 혈당 컨트롤 실패의 원인은 음주였다. 이 환자에게 현실적인 상황에서의 지도는 무의미한 것이다. 그래서 야식과 음주를 전제로 어떻게 대처하는가에 지도의 초점을 옮겼다. 우선 음식물은 튀김, 육류를 피하고 대신에 생선구이, 생선회 등을 먹도록 하였으며, 녹황색 야채, 두부, 콩제품류를 적극적으로 섭취하도록 하였다. 알코올은 천천히 소량을 마시도록 지도하였다. 스낵바에 갔을 때도 안주에 특히 주의를 기울여, 땅콩, 초콜릿, 과일, 치즈 등은 피하고 야채를 먹도록 지시하였다.

- 치료의 경과와 검사 데이터의 추이 : 환자는 음주와 외식을 선호하였으나 최근에 식사 내용도 개선되고 음주량도 감소하였다. 그 결과, 공복 시 혈당치는 2개월 반에 188mg/dl에서 118mg/dl로, HbA$_{1C}$는 12.5%에서 8.7%까지 저하하였다. 혈중 콜레스테롤과 중성 지방, 요산도 저하하였다. 요중 CPR은 여전히 높은 수치를 나타내었다. 지난번 검사 이후 1개월 반이 지난 뒤에 75g 경구 포도당 부하 검사를 한 결과, 내당능과 인슐린 분비는 개선되는 모습을 보였지만, 인슐린 반응은 지연증대형을 나타내었다.

- 다른 치료법의 선택 : 필자는 당뇨병 전문외래에서 앙케트 조사를 실시했다. 조사 내용 중 당뇨병 식이요법의 실패 원인으로 남성은 음주가 나타났다. 당뇨병을 컨트롤하려면 금주하는 것이 좋다. 금주를 하면 컨디션 조절이 가능하다. 그러나 실제로는 금주 지도를 해도 안 되는 경우가 많다. 음주를 영양학적 입장에서 생각하는 것에는 한계가 있다. 실제로는, 사업상의 문제로 음주를 피하기 어려운 경우도 많다. 또한 금주 지도를 하여도 사업상 여건을 구실 삼아 음주를 정당화시키는 일도 많다. 환자의 의지도 물론 중요하지만 여기서 의사의 역할도 크다. 담당의사는 자주 면담을 하여 끈기 있게 환자를 지도하여야 한다.

본능적 욕구인 식욕과 함께 술을 기본 욕구로 여기는 사람이 있다. 그런 의미에서 금주 지도는 환자의 삶의 질을 높이는 데도 도움을 준다.

음주로 스트레스를 풀려고 하는 환자의 경우 지도가 어렵다. 이런 환자는 환자가 마음을 열도록 상담해야 하며 인간적인 교감을 높혀야 한다. 이 방법을 사용할 때는 환자에 대한 세심한 관심이 필요하다.

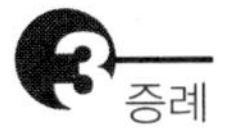
증례

단 음식과 과일을 좋아하는 주부의 예

65세, 여성, 주부

• 가족력 : 여동생이 당뇨병

• 현재까지의 병력 : 56세 때 병원 외과에서 대장암 수술을 받으면서 당뇨병을 발견하여 본 병원 외래에서 인슐린 요법으로 치료를 하였다. 최근까지 9년 동안 4회 걸쳐 혈당 컨트롤을 목적으로 입원을 반복하였다. 입원으로 혈당 컨트롤이 개선되었지만, 퇴원 1~2개월 후에 다시 혈당 컨트롤이 악화되었다. 이번에 공복 시 혈당치는 211mg/dl, HbA$_{1C}$는 8.2%로 컨트롤 조절에 실패하여 재입원하였다.

• 신체적 소견 : 신장 159cm, 체중 60kg, 지방율 25.3%, BMI 24.0, 체온 36.8℃, 혈압 130/72mmHg, 맥박 68회/분, 호흡 20회/분·깊이는 정상. 흉부를 진찰한 결과 특별한 이상이 없다. 복부간, 비장, 신장은 만져서 알 수 없고, 종아리부종은 발견되지 않았다. 양쪽 아킬레스건반사와 진동감각이 저하되었다.

• 치료 방법 : 이번 사례에서 혈당 컨트롤 불량의 원인은 간식과 과일의 과잉 섭취였다. 이것은 여성 환자에게서 가장 많이 볼 수 있는 예이다. 영양 지도에 의해서 개선되는 경우가 많으나 난치성인 경우도 있고 환자의 의지에 따라 병이 악화될 수도 있다. 통상의 영양학적인 접근에 심리적인 측면을 고려하여 치료를 시도하였다.

• 치료와 검사 : 검사 결과에서는 공복 시 혈당치가 234mg/dl, HbA$_{1C}$가 8.1%로 컨트롤이 불량한 당뇨병이고 75g 경구 포도당 부하 검사는 당뇨병형을 나타내었다. 인슐린 반응은 저반응형이고, 요중 CPR도 29μg/일로 낮은 수치였다. 더욱이 이 환자는, 양측 아킬레스건 반사의 저하, 진동각의 저하, ECG R-R 간격 CV=1.9%로 저하,

U-ALB 93.8mg/일로 증가를 보였고, 망막에 대해서는 증식성 망막증 때문에 광응고(光凝固)요법 시행하였다. S_2H_2(동맥경화성 변화가 강한), 부하(double) ECG 양성과 당뇨병 세소혈관 장애와 동맥경화가 꽤 진행되고 있었다. 신장 159cm, 체중 60kg, 지방률 25.4%, BMI 24로 비만지수가 높으며, 이것이 이 환자의 당뇨병을 악화시킨 것으로 보인다. 당뇨병 치료로 1400kcal의 식이요법과 근육 업 트레이닝 및 하루 만보 걷기를 지시하고, 펜필(penfill) R을 아침 8단위, 낮 10단위, 저녁 8단위, 펜필 N을 수면 전 8단위로 주입하는 강화 인슐린 요법을 사용하였다. 이 환자는 혈당 컨트롤 불량의 원인이 간식과 과일의 과잉 섭취였기 때문에 주말에는 외박을 시켜 일상생활과 같은 환경을 조성하여 반복적으로 간식과 과일의 소량 섭취를 훈련시켰다.

• 치료 결과와 검사 데이터의 경과 : 입원 치료에 의해 공복 시 혈당치는 234mg/d*l*에서 94mg/d*l*로, HbA$_{1C}$는 8.1%에서 6.9%까지 저하되었다. 더욱이 퇴원 2개월 반 후인 현재도 공복 시 혈당치는 114mg/d*l*, HbA$_{1C}$는 6.9%에 머물고 있다. 간식과 과일의 소량섭취도 잘 지켜져 충동식의 재발도 현재까지 볼 수 없다.

• 다른 치료법의 선택 : 필자가 참여한 외래 앙케트 조사 결과를 보면, 여성 당뇨병 환자의 혈당 조절 실패의 원인은 단것과 과일의 과잉 섭취였다. 혈당 컨트롤을 유지하기 위해서는 가급적 간식을 자제하는 것이 좋다.

이 환자는 단것, 과일의 과잉 섭취가 혈당 컨트롤 실패의 원인이었기 때문에 간식과 과일의 양을 제한했어야 했다는 의견도 많다. 이 환자는 과거에 혈당 컨트롤 실패 때문에 몇 번이나 입원을 반복했고, 그때마다 의사의 지도를 받았다. 환자의 성격은 꼼꼼하고, 자제력이 강하고, 지시된 것을 엄격히 지키는 경향이 강했다. 퇴원 후 잠깐 동안은 양호한 컨트롤이 유지되지만, 1~2개월 후에 간식과 과일의 충동식이 일어나 다시 원래 상태로 되돌아오는 패턴을 유지하고 있었다. 이 환자의 경우 꼼꼼한 성격과 자제력이 오히려 역효과를 가져왔을 우려도 있다. 억압 에너지가 축적되어 한계점을 넘으면 충동식이 시작되는 것이 아닌가 생각한다. 그리고 그 스트레스의 증가가 점점 단것에 대한 욕구를 높였을 것이다. 이와 같은 경우 장기 식이요법이 더욱 필요하다. 간식이나 과일을 엄격하게 제한하지 않고, 음식의 질을 높이고, 적은 양으로 견딜 수 있도록 훈련하며, 음식에 더 관심을 가지고 맞서도록 지도하는 것이다. 때로는 환자의 성격도 치료의 패턴을 바꾸는 데 필요하다.

공복 시 혈낭지를 보년 퇴원 전후에 94mg/d*l*에서 126mg/d*l*까지 상승하였다. 이것은 틀림없이 간식에 대한 자제 의욕이 낮아졌기 때문이다. 그러나 그 후 116mg/d*l*까지 저하했으며, 이는 장기적인 식이요법을 실시한 결과로 볼 수 있다.

5 | IT를 당뇨병 치료에 어떻게 응용할 것인가?

1) 자가 측정에 의한 의식 개혁

당뇨병 치료의 기본인 식이·운동요법을 확실히 하려면 확실한 동기 부여가 필요하다. 동기부여가 치료의 성공과 실패를 결정한다고 말할 수 있다. 혈당의 자기 관리가 이 동기부여에 상당히 도움이 된다. 환자에게 자가 측정을 시키면, 혈당치의 고저에 따라 알고 있다고 착각하기 쉽다. 환자는 마치 치료의 도구를 자신이 가진 것같이 의식한다. 그것에 의해 동기부여가 대단히 강해지며, 치료 효과도 올라간다. 혈당 자가 측정기라는 기기는 정보기기로서뿐만 아니라 치료기기로도 이용할 수 있다.

2) 컴퓨터를 치료에 응용한다

IT가 도입되어 컴퓨터를 당뇨병 치료에 어떻게 응용할 것인가를 생각해보면 2가지 방법이 고려될 수 있다. 한 방향(one way direction)으로, 일방적으로 환자에게 정보를 제공하는 것이 하나의 방법이다. 환자가 노인이라면 컴퓨터 사용이 어려우므로 한 방향으로 보다 단순화된 형태를 사용한다. 예를 들어 원(圓)그래프화하여 정보를 제공하면, 이해력이 대단히 높아진다. 실제로 노인은 눈이 잘 안 보이고, 가느다란 숫자를 잘 읽을 수 없다. 그런 경우 신호등과 같은, 일상생활에 쓰이는 색으로 원그래프를 나타내면 알기 쉽다. 그림 1은 니시사이타마 중앙병원이 쓰고 있는 메디세푸·데이터비전(medisefu data vision)의 시스템이고, 그림 2는 그것에 의한 원그래프의 표시 예이다. IT 도입의 방향성과는 반대인 것 같지만 현장에서는 고령자가 많아서 앞에서의 형태를 고려하는 것이 좋다.

다른 하나는, 인터랙티브(interactive)한 상호 정보 교환을 더욱 강하게 하기 위해서 보다 상세한 데이터를 전하는 것이다. 하루치 혈당의 변동으로 혈당이 높은 시간이 언제인가를 알 수 있다. 또 평균±표준편차로 데이터를 나타내므로, 불균형한 범위를 알 수 있다.

공동 연구자 가와구치(川口)의 발표에 의하면 실제로 자가 측정을 하고 있는 환자에게 메디세푸·데이터버전을 사용하게 하여 데이터를 진찰에 이용하면 혈당치를 내릴 수 있었다고 말한다. 이 방법이 치료

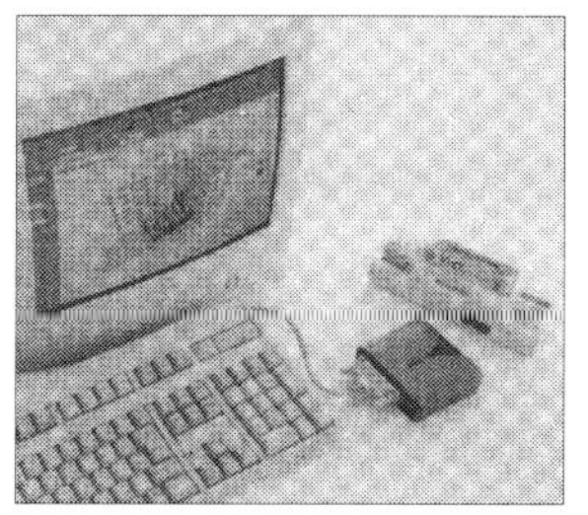

그림 1 메디세푸·데이터비전 시스템

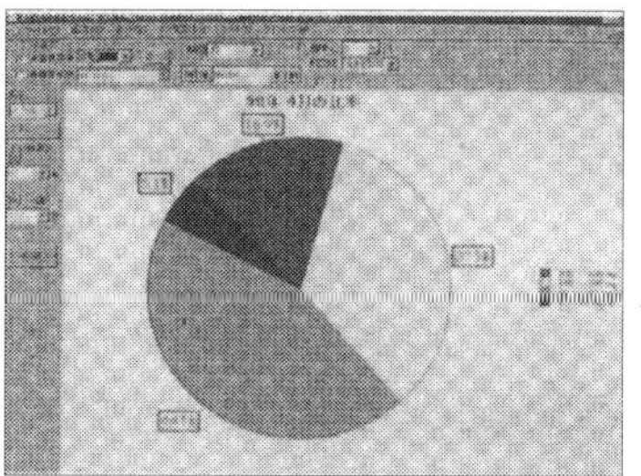

그림 2 원그래프 표시
혈당치 레벨마다의 비율을 원그래프로 표시할 수 있다.

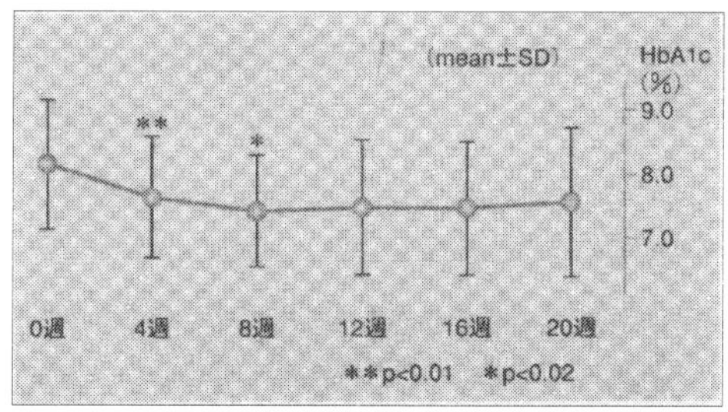

그림 3 SMB군 HbA$_{1C}$의 추이

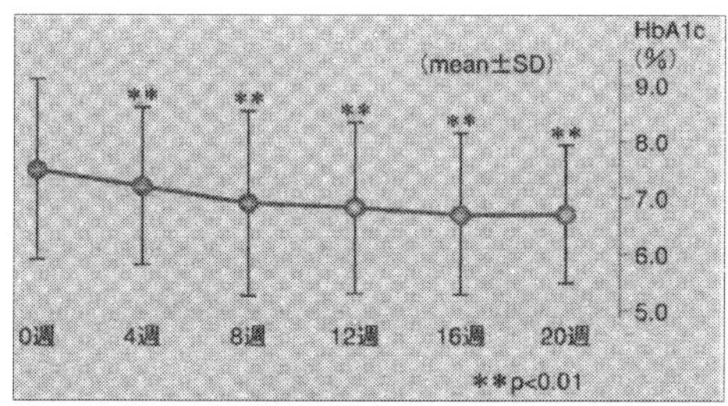

그림 4 MSV군 HbA$_{1C}$의 추이

의 동기부여를 보다 강화시킬 수 있었다. 그림 3은 신규로 경구 혈당 강하제를 먹기 시작한 환자가 자가 측정하여 얻은 데이터이다(SMB 군). 메디세푸·데이터비전은 사용하고 있지 않다. 어느 정도 혈당이 내려오지만, 2~3개월 후에 가운데가 처져 있다. 이것은 메디세푸·데이터비전을 사용하면, 가운데 처지는 부분의 재상승도 없이 순조롭게 내려가는 것을 볼 수 있다(MCV군, 그림 4).

3) IT에 의한 기술과 의료활동의 결합

니시사이타마 중앙병원은 니시사이타마(西埼玉) 지구에서 인터넷 연구회를 만들고 있다. 질병진단 제휴에 문제가 되는 것은 소개된 환자의 추후 치료를 어떻게 하는가이다. 그런 의미에서 병원과 진료소, 환자가 유기적으로 연결망을 형성하여 치료를 위해 노력하는 데 IT를 이용하면 더욱 좋을 것이다.

니시사이타마 지구의 네트워크는 데이터 공유화를 위한 웹 서버를 만들고, 그 위에 네트워크의 연구회용으로 홈페이지를 만들고 있다(그림 5). 홈페이지에서는 사례검토, 당뇨병에 관한 정보 제공, 치료가이드 등의 교육 기구를 제공하는 것을 목적으로 한다.

질병진단 제휴는 환자의 통원치료, 완치될 때까지 치료를 반복을 하는 것이 주내용이다. 소개 환자가 어느 정도 좋아진 후에도 이 병원은 추후 지도를 실시한다. 현대사회에서의 병원은 병원에서밖에 할 수 없는 일을, 진료소는 진료소에서밖에 할 수 없는 일을 하여야 한다. 진

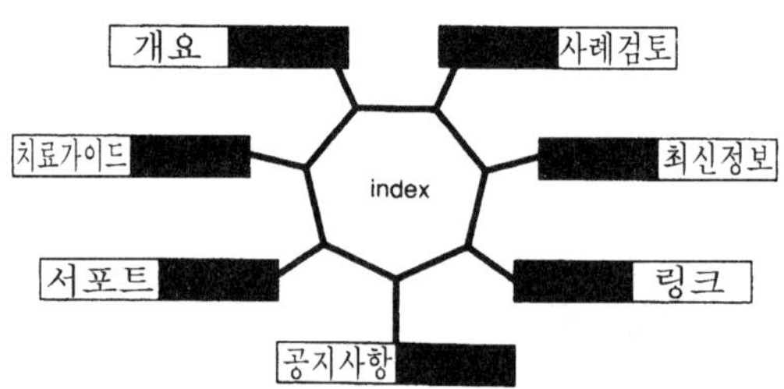

그림 5 니시사이타마 당뇨병 인터넷 연구회 홈페이지

료소는 지방의 환자들과 친밀한 커뮤니케이션을 할 수 있기 때문에 실용적인 치료를 할 수 있다. 한편 환자도 적극적으로 치료에 참가하는 것이 바람직하다. 환자, 의사, 병원이 결합하여 역할 분담을 확실히 할 수 있는 시스템이 질병진단 제휴에서 제시되는 것이다.

4) 4·1 시스템

소개 환자를 진료소에 되돌려 보낼 때 '4·1 시스템'이라는 제도를 실시하고 있다. 이 병원에서는 4개월에 한 번 정밀 검사를 한다. 그때 정신적인 치료, 식사, 운동을 지도하고, 치료방침을 조정한다. 필요에 따라서 발의 조직이 죽거나 심근경색을 합병하고 있는 난치성의 경우 전문적인 치료를 병원에서 한다. 진료소에서는 월 1~2회로 환자를 진찰하고, 혈당치, HbA$_{1C}$, 혈청지질, 혈압, 체중을 검사하여 투약도 한다. 환자에게는 집에서 식사나 운동 치료를 하게 한다. 즉, 자기 관리를 시키는 것이다.

이와 같은 시스템은 아직 시험 단계이다. 병원과 진료소 사이의 정보교환이 중요하다. 그러기 위해서는 IT의 도입이 필수적이다. 이를 위해 이 분야에 흥미를 가진 전문 의사들과 관계자들이 니시사이타마 인터넷 연구회를 만든 것이다.

5) 왜 네트워크인가

왜 네트워크가 좋은가? 화상전화로 할 수 있는 일을 네트워크로 할 필요는 없다. 네트워크의 이점은, 시간적인 제한, 방향성의 제한, 공간적인 제한이라는 3가지 제한이 제거된다는 것이다.

화상전화를 이용할 경우는 의사와 환자가 의논을 하여 정보 전달을 끝낸다. 당뇨병과 같이 식이·운동요법으로 기본 치료가 되면, 환자의 일상생활에도 변화가 생긴다. 대부분의 질병의 경우는 임상, 역학적인 데이터로부터 평균치를 구한다. 연역적인 치료를 할 수 있지만 환자의 의지가 중요하다. 여기서 실행상의 문제점을 잡아내는 것이 중요하다. 사례를 토대로 토론회를 함으로써 여러 경험을 알 수 있다. 방향성 제한의 제거라는 것은 화상전화로는 할 수 없는 인터넷의 강점이라 생각한다.

네트워크의 특징은 정보의 일체화, 사례 제공이 가능하며, 전원 참가로 사례검토를 할 수 있는 점이다. 다른 의사에게 말하고 싶지 않은 사례도 개별 상담할 수 있다. 그래서 혈당 자가측정의 수치도 자동 입력이 가능하고 화상데이터도 간단히 입력할 수 있다. 진료소의 의사도 환자가 찍어온 사진이나 검사데이터를 입력하여 송신한다. 조작은 상당히 간단하다. 패스워드를 입력하여, 익명으로 데이터를 입력한다. 그 데이터를 지울 수 있는 권한은 입력한 의사에게만 있다.

실제 현장에서는 사용자에게 앙케트 조사를 받아서 실행방법을 개선하려고 노력하고 있다. 치료에 대해서 만족하고 있는가를 조사해 보면 불만족하는 환자가 많다. 그 이유는 진찰 현장에서 혈당 컨트롤을 할 수 없을 때에 어떻게 하면 좋을지 방법을 모르기 때문이다. 병원에 따라서 치료의 레벨이 다르다. 치료하는 데 필요한 지식이나 정보도 불충분하다는 의견이 꽤 있다. 정보나 지식의 입력 방법은 문헌이나 서적, 학회나 연구회 등에서 IT를 이용한 질병진단 제휴를 하고 있기 때문에, 이것에 의해서 지식의 입력이 이루어진다. 데이터를 알기 쉽게 전하기 위해서 동화상이나 음성을 더 받아들일 필요가 있다고 생각한다. 지금 화상, 동화상 통신은 제한되어 있지만, 5년, 10년 후가 되면 전국 네트워크로 광통신이 가능하게 되고, 용량이 많은 정보라도 전송할 수 있을 것이다. 지금부터는 동화상 등의 비쥬얼 요소를 얼마나 많이 받아들이는가가 중요하게 되리라고 생각한다.

6) 네트워크화의 과제

컴퓨터 · 데이터 · 시스템은 당뇨병 치료에 효과가 있으며 활용하고 있는 의사도 꽤 있다. 당뇨병의 의료 제휴와 관련해서는 인터넷으로도 충분히 이용할 수 있다. 퍼스널 컴퓨터의 조작도 꽤 간단하게 하고 있다. 필요한 정보는 패스워드를 넣어서 버튼을 누르기만 하면 얻을 수 있다. 그래도 조작이 불안하다고 말하는 사람이 적지 않다. 컴퓨터 지

표 1 앞으로의 과제

1. 당뇨병은 생활습관병의 하나 : 혈당뿐만 아니라, 혈압, 지질, 체중 등도 자기 관리를 할 것인가?
2. 이 네트워크 시스템을 진료소뿐만 아니라 환자에게 어떻게 적용시킬 것인가?
3. 진료비는 어떻게 할 것인가?
4. 환자의 비밀 유지를 어떻게 할 것인가?
5. 컴퓨터 시스템과 인간이 어떻게 융합하여 갈 것인가?

이러한 문제를 해결할 때에는 "질 높은 진료의 제공"을 표제로 하여 환자의 동의를 얻고 나서 의료 행정 절차를 진행해 나가야 한다.

식이 있으면 데이터가 점점 커지고, 전자 진료기록카드를 만들어도 아무도 입력하지 않는 일이 생길 수도 있다. 기술적으로 가능하므로 IT를 도입하는 것이 아니라 현장의 요구나 필요를 만족시키는 것이 IT 기술 도입에 필요한 마인드이다. 간단하게 버튼 1개를 조작하는 것만으로 가능하게 기계를 고안해야 한다. 퍼스널 컴퓨터 조작을 보다 간단하게 만들어야 하고, 자가측정 혈당 데이터 이외의 데이터도 받아들이도록 하여야 한다. 생활습관병이라는 것은 혈압, 혈중 지질의 수치, 체중 등 여러 가지 데이터가 필요하다.

그러면 네트워크를 환자에게 어떻게 확장시킬 것인가? 지금은 시범적으로 진료소와 병원이 시행하고 있지만, 환자를 제외하고 의료행위를 할 수 없다. IT를 받아들여서 치료에 적용할 필요가 있다. 퍼스널 컴퓨터 조작의 효율화라는 의미에서 지금은 여러 가지 소프트웨어가 만들어져 있다. 예를 들면 음성 소프트웨어를 사용하는 방법도 있다. WAV라든가 MP3와 같은 파일을 첨부하여 읽지 않아도 귀로 들어서 정보를 얻을 수 있다. 또한 혈당만이 아니라 혈압의 데이터 등도 받아들여 IC 카드로 데이터를 전송할 수 있다. 앞으로 유망한 시스템은 휴대전화이다. 컬러 화상도 보낼 수 있도록 되어 있으므로, 다양한 형태의 데이터를 보낼 수 있다.

네트워크에 관한 보완문제도 큰 문제가 되리라고 예상된다. 현재는

익명 데이터로 회원만 열람할 수 있도록 되어 있지만 액세스를 제한하기 위한 방화벽을 만들고 있다. 이것에 관해서도 추후 충분히 생각해 볼 필요가 있다고 생각한다.

진료 비용은 현재 네트워크상에서는 논할 수 없다. 검토 과제로는 액세스 단위에서의 진료비용제와, 주치의로부터의 액세스에 대해 전문의가 충고할 때 비용은 어떻게 할 것인가의 문제, 한 달을 기준으로 하는 정액 정보제 등도 생각해 보아야 한다. 환자로부터의 액세스에 대해서는 건강보험의 문제가 있다. 진찰에 대한 평가는 어떻게 할까? 행정상에서의 문제는 학회에서 검토되어야 할 것이다.

참고문헌

1) 나리미야 마나부 : SMBG의 데이터 매니지먼트, 별책 프랙티스 SMBG. : 87-92, 2001
2) 가와구찌 미사오(川口美佐男) 등 : 퍼스널 컴퓨터를 이용한 혈당 자기 측정기 매니지먼트 프로그램 (메디세푸·데이터비전)의 임상효과. Diabetes Frontier 12 : 794-798, 2002
3) 나리미야 마나부 : 당뇨병환자 교육에 있어서의 자기 혈당 측정 — 새로운 기기의 이용을 포함하여서. Pharma Medica 20 (5) : 39-42, 2002
4) 나리미야 마나부 : 당뇨병 케어에 있어서 IT활용. 당뇨병의 요양지도(일본 당뇨병 학회 편) 진단과 치료사, 도쿄, p 95-100, 2002
5) 나리미야 마나부 : 당뇨병 관리의 현상과 새로운 데이터 매니지먼트의 시도. 당뇨병 케어 IT혁명 (당뇨병 교육자원 공유기구 편) 의치약 출판, 도쿄, p 88-95, 2002

찾아보기

charge barrier 55

D

DIT(diet-induced thermogenesis) 86

F

fast twitch fiber 119
FT섬유 119

G

GAD 32
GAD 항체 38

H

(H)
HbA1C 42
HDL2 74
HDL3 74
HLA 32
HMG-CoA 환원효소 75
Human Leukocyte Antigen 37
H－TGL 74

I

IAA 32, 38
ICA 32, 38
IDL 75
IMT 58
intimal plus medial complex thickness
    58
Islet Cell Antibody 38

L

LCAT 76
LDL 75

LDL 패스웨이 75
LPa 76
LPL 74

N

NO 생성 장애 50

P

PKC 48

S

slow twitch fiber 119
slowly progressive IDDM 33
Small dense LDL 75
ST섬유 119

V

Very Low Calorie Diet 87
VLCD 86
VLDL 74

W

Whipple의 3가지 증상 61

X

X 증후군 19

생활습관병
- 식이요법과 운동요법 -

2005년 3월 25일 1판 1쇄 인쇄
2005년 3월 30일 1판 1쇄 발행

지은이 · 나리미야 마나부
옮긴이 · 천병수
펴낸이 · 조승식
펴낸곳 · 도서출판 **북스힐**

출판등록 · 제 22-457호
142-877 서울시 강북구 수유2동 258-20
대표전화 · 02-994-0071
팩시밀리 · 02-994-0073
E-mail · bookswin@unitel.co.kr

값 10,000원
ISBN 89-5526-231-0

※ 잘못된 책은 바꾸어 드립니다.